铁皮石斛

强阴益精养胃生津平衡五脏

护肝利胆抑制肿瘤延年益寿

辛丑初夏周秀云

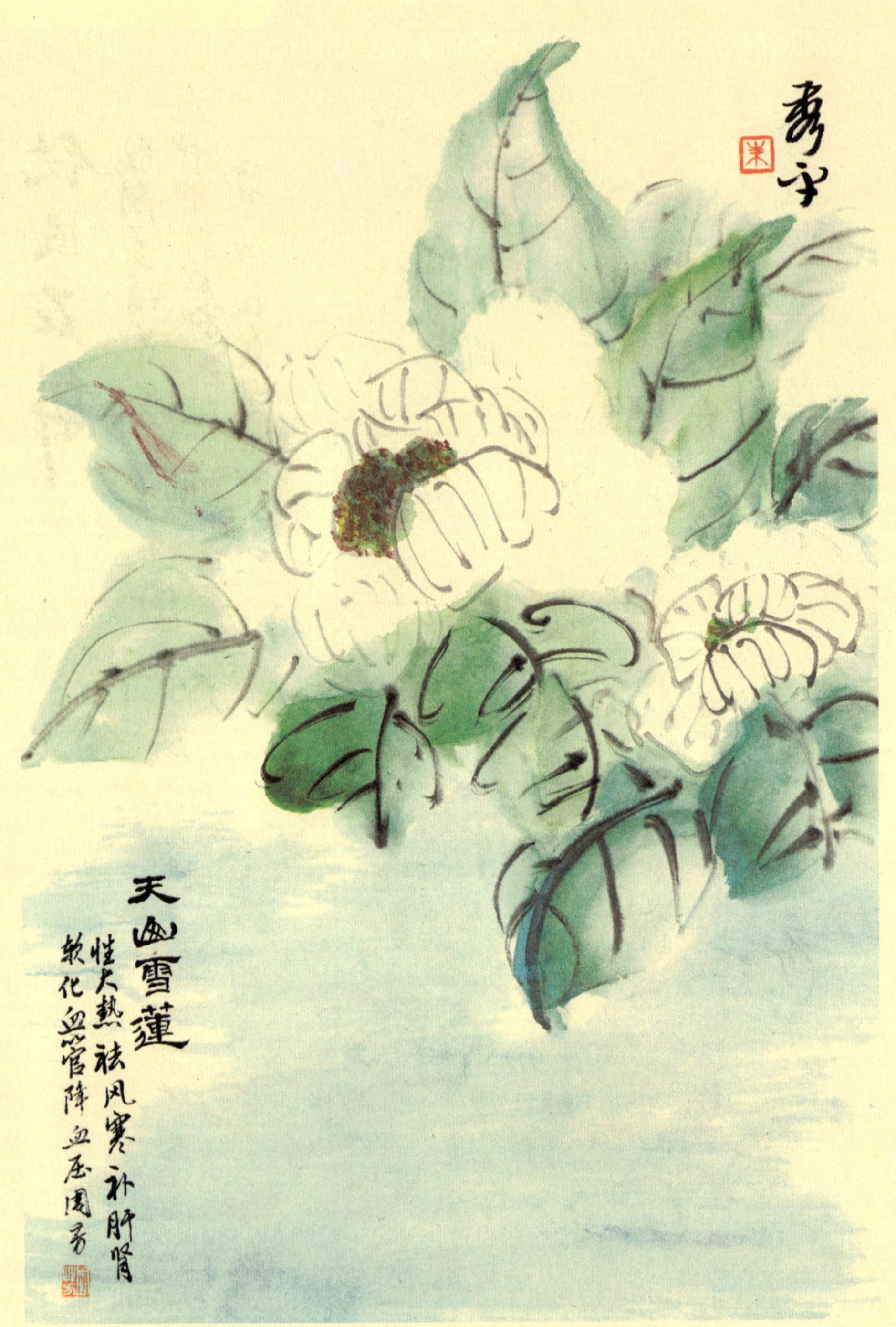
天山雪蓮
性大熱祛风寒补肝肾
软化血管降血压周勇

黄帝内经

智慧养生

韩珊珊　王会军◎编著

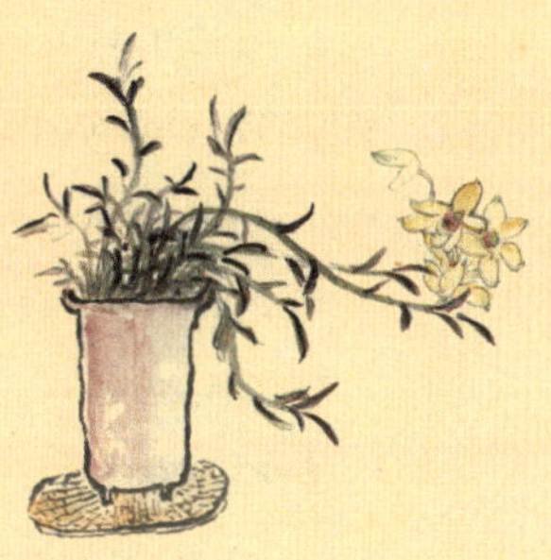

中国纺织出版社

内容提要

本书以《黄帝内经》养生原则为主线，以对人体与四时季候关系的独特理解，和人体各部分互为映照的整体养生观念为出发点，从顺应四时、顺应时间、饮食调节、情志调节等几个方面，详细介绍了古今各种养生思想、观念及人们日常生活中可以实践的养生方法。本书文字通俗易懂，内容丰富、实用，是一本理论与实践结合，融知识性、趣味性、实用性于一体的通俗读物。

图书在版编目（CIP）数据

黄帝内经智慧养生/韩珊珊，王会军编著.—北京：中国纺织出版社，2010.2（2024.4重印）

ISBN 978－7－5064－6128－3

Ⅰ.①黄… Ⅱ.①韩… ②王… Ⅲ.①内经—养生（中医）—通俗读物 Ⅳ.①R221-49

中国版本图书馆CIP数据核字（2009）第217414号

责任编辑：安茂华　　责任印制：储志伟　　装帧设计：天下书装

中国纺织出版社有限公司出版发行

地址：北京市朝阳区百子湾东里A407号楼　邮政编码：100124

销售电话：010－67004422　传真：010－87155801

http: //www.c-textilep.com

中国纺织出版社天猫旗舰店

官方微博http://weibo.com/2119887771

三河市延风印装有限公司印刷　各地新华书店经销

2010年2月第1版　2024年4月第2次印刷

开本：710×1000　1/16　印张：17

字数：310千字　定价：59.90元

序　言

人，若问最宝贵的是什么，恐怕99%的人会回答——是生命！从古至今，上自帝王贵族，下至平民百姓，每个人都渴望能够活得健康，活得长久。因而自盘古开天地，三皇五帝直到如今，健康长寿始终是人类最关注的话题之一。尤其是随着时代的发展，人们的精神生活日益丰富，物质生活水平不断提高，使得人们对长寿的期盼和渴望更显得越来越强烈，越来越突出。

养生不是一个浅显的名词，它是一门博大精深的学问。养生古时又称摄生、道生、养性、卫生、保生、寿世等。追古溯源，这个词最早见于《庄子》内篇。何谓生？就是生命、生存、生长之意；何谓养？即保养、调养、补养之意。总之，养生就是保养生命的意思。

怎样才能长寿？如何才能真正做到颐养天年呢？其中最重要的一条途径，就是努力学习和切实遵循养生之道。只有坚持不懈并且脚踏实地地遵循那些正确的养生之道，才能使自己的生命之树永远郁郁葱葱。

可是面对林林总总的养生方法，无数人为之迷失了方向，不知何去何从。究竟什么方法才是最实用的、最适合的呢？针对人们所困惑的这些问题，以及在日常生活中所遇到的关于养生的热点、难点、盲点问题，我们潜下心来，回首祖先数千年来在养生方面进行的探索。最终，我们发现了《黄帝内经》！作为中医学的奠基之作，它不仅仅支撑起了整个中医的构架，而且对于改善人的生活质量，延缓衰老，延长寿命，提出了真知灼见。于是，编者在深入研究剖析和广泛查阅有关文献及收集资料的基础上，又适当引用了当前最新的医学研究成果，本着实用简便的原则，编著了《黄帝内经智慧养生》一书。

本书以《黄帝内经》的养生原则为主线，紧扣《黄帝内经》养生方法，突出

《黄帝内经》养生理论中独有的特色。从情志，节气变化，运动，饮食起居，音乐等方面，详细指导人们如何在日常生活中养生。全书分为基础篇和进阶篇两个部分，基础篇向大家介绍《黄帝内经》中的养生原则、理论、方法等基础性、理论性的知识，进阶篇将基础篇展开，详述如何实施不同的养生方法。理论与实践相结合，让大家对养生能有更深刻的了解。

其实，《黄帝内经》养生的思想，早已渗透到中华文化的各个方面，我们在日常生活中，或多或少地都在自觉或不自觉地实践着其中的某些养生方法，而本书的出炉，目的在于更加系统化、科学化、全面化地弘扬传统中医的养生之道，用正确的医学理论指导人们智慧地养生。

本书文字通俗浅显易懂，形式独特，内容丰富，充分实现古今结合，实践与理论相结合，融知识性、趣味性、实用性于一体，适合各阶层的人群阅读。

希望本书能够成为您在养生方面的良师益友，也希望各位读者都能身体健康，长命百岁！

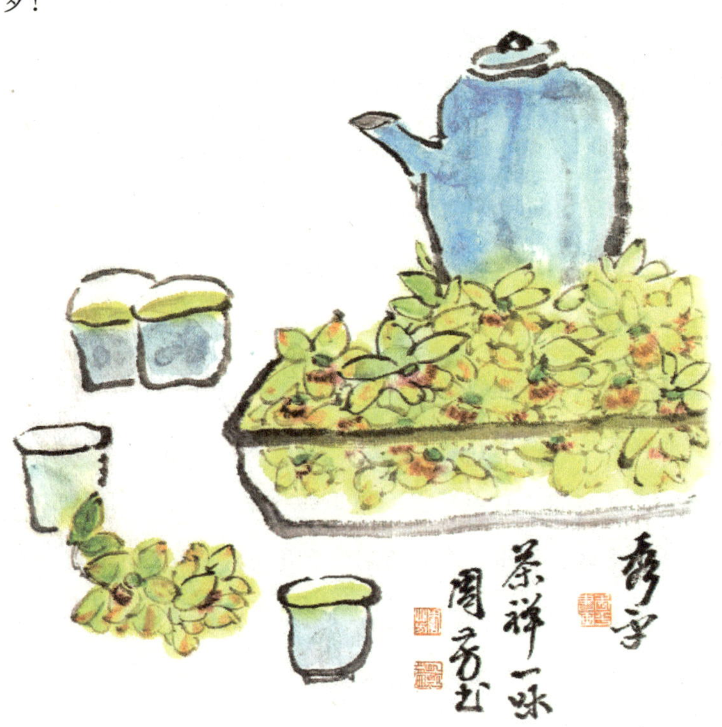

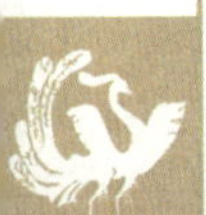

目 录

基础篇

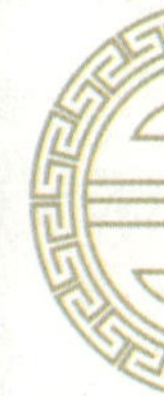

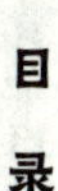

进阶篇

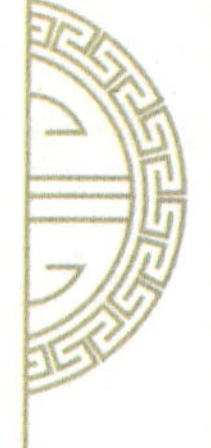

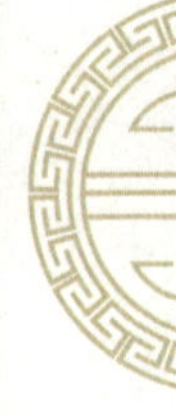

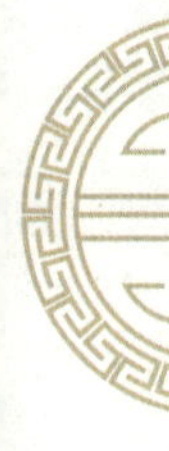

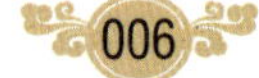

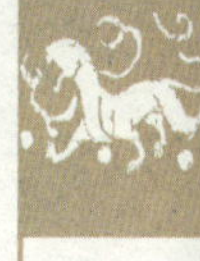

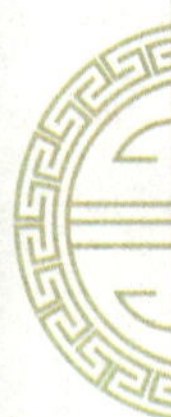

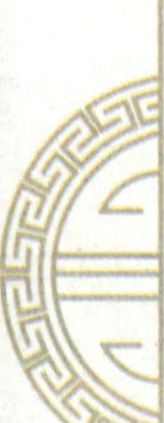

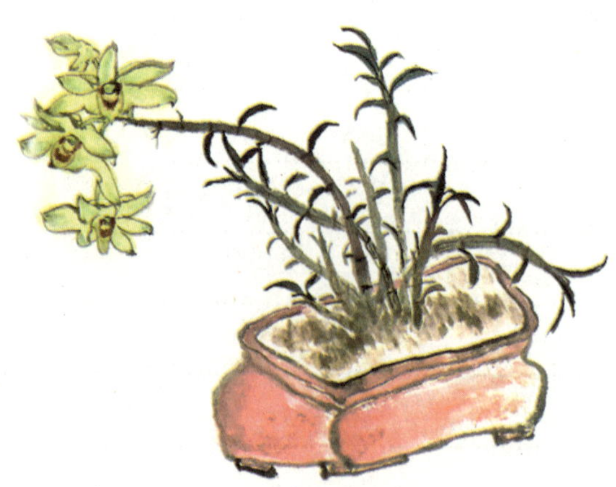

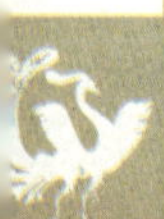

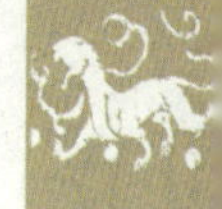

基 础 篇

第一章
《黄帝内经》能够指导养生的原因

一、我国古代的中医养生理论

中医养生在古时候称“道生”“摄生”“养性”等，主要是指通过各种方法颐养生命、增强体质、预防疾病，从而达到延年益寿的一种医事活动。

中国传统养生强调人与自然界的关系，认为人应顺应自然环境、四时气候的变化，主动调整自我，保持与自然界的平衡以避免外邪的入侵。《老子》第二十五章说：“人法地，地法天，天法道，道法自然”。《庄子·天运》说：“顺之以天理，行之以五德，应之以自然。然后天理四时，太和万物；四时迭起，万物循生。”这些，都是中医养生的基本要求。

中医养生是中国传统文化的一个分支，它与中华文明的其他文化源流之间既有共同的渊源，又有密切的联系，它们都是中华文化的独特之处。中医养生，是以培养生机、预防疾病、争取健康长寿为目的的养生，包含食养、药养、针灸、按摩、气功、武术等丰富的养生方法。

我国的古人认为，养生之法莫如养性，养性之法莫如养精；精充可

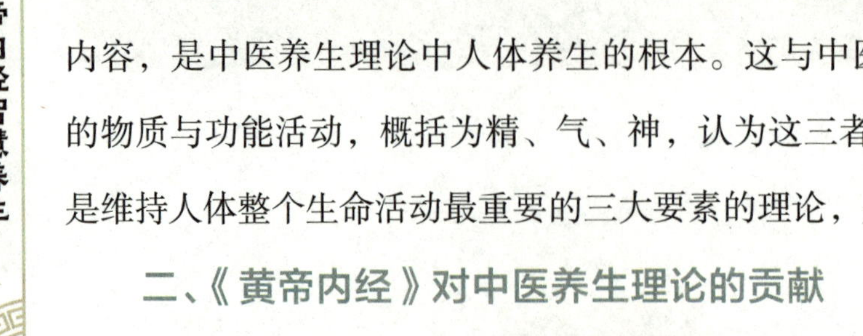

以化气，气盛可以全神；神全则阴阳平和，脏腑协调，气血畅达，从而保证身体的健康和强壮。所以，精、气、神的保养是中医养生中最重要的内容，是中医养生理论中人体养生的根本。这与中医学中把人身最重要的物质与功能活动，概括为精、气、神，认为这三者是生命的根本所在，是维持人体整个生命活动最重要的三大要素的理论，是一致的。

二、《黄帝内经》对中医养生理论的贡献

《黄帝内经》是我国现存医学文献中最早的一部典籍，它比较全面地阐述了中医学理论体系的系统结构，反映了中医学的理论原则和学术思想，为中医学的发展奠定了坚实的基础。此外，《黄帝内经》不仅仅是一部伟大的医学巨著，也是一部光辉的养生学、康复学著作。因为它全面地反映了春秋至战国时期的医疗经验和学术理论，并且吸取了秦汉以前的养生学、康复学成就，对中医养生学、康复学的有关理论、原则和方法，进行了比较全面而系统的论述，从而奠定了我国养生学、康复学的理论基础，是学习我国历代医家研究中医养生学、康复学的必读之书。因此，《黄帝内经》的问世不仅奠定了中医学的理论基础，也为中医养生学的形成奠定了理论基础。其原因如下。

第一，《黄帝内经》提出了许多重要的养生学原则和方法，如调和气血，法于阴阳，形神兼养，起居有常，谨和五味，等等。

第二，《黄帝内经》对生命的起源及发展规律的认识是唯物的，是符合实际的。如原文提出："人是以天地之气生，四时之法成""天地合气，命之曰人""生之来谓之精，两精相搏谓之神"等。此外，《黄帝内经》还对生命体生、长、壮、老、已的生命规律有精妙的观察和科学的概括，不仅注意到年龄阶段的变化，也注意到了性别上的生理差异。

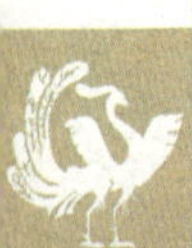

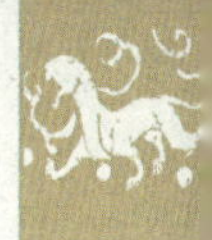

第三，《黄帝内经》把人与自然界看成一个整体，强调人要适应自然界的变化，避免外邪侵袭，如《黄帝内经》指出要“顺四时而适寒暑”“春夏养阳，秋冬养阴”“虚邪贼风，避之有时”，从而开辟了我国防病与养生的先河。

第四，《黄帝内经》重视对衰老的探索。在《黄帝内经》中详细论述了衰老的变化过程、原因，并提出了许多行之有效的延缓衰老的措施，初步建立了老年病防治的理论基础。

第五，《黄帝内经》明确提出治未病，把预防提上了一定的战略高度。

由此可见，《黄帝内经》对养生学的发展所起的作用是巨大的，换言之，中医养生学理论体系的建立是和《黄帝内经》分不开的，是以《黄帝内经》为基础的。

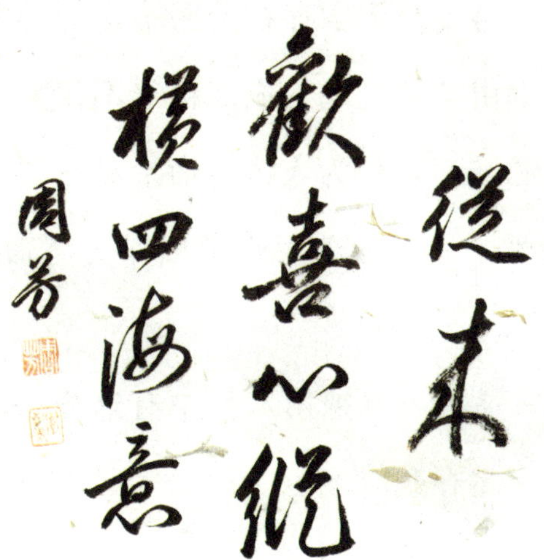

第二章

《黄帝内经》能够指导养生的原因

一、精、气、神，人体健康的三大要素

在《黄帝内经》养生理论中，精、气、神三者占有十分重要的地位，它们是构成古代朴素人体生命学说的基本要素。从古至今，众多的医学家和养生家往往把精、气、神比作人们赖以生存的一些基本物质，以阐述它们在人体生命活动中的重要性和特殊性。例如，明代的张介宾就将其命名为“三宝”，并提出那句流传千古的名句“天有三宝：日、月、星；地有三宝：风、火、水；人有三宝：精、气、神。”

那么，什么是精、气、神呢？

同中国养生文化中的“阴阳”“五行”等其他重要理论概念一样，精、气、神的出现也与传统哲学存在着密不可分的关系。历来很多大家都认为万事万物都由“精气”构成，精气不仅是构成客观世界，包括人在内的物质本源，而且作为人体生命活动三要素的精、气、神还具有互相化生的特性。后世的养生学都以作为生命活动三要素的精、气、神为养生的基石。

在《黄帝内经·灵枢·本神第八》中有这样一段话：“岐伯答曰：天之在我者德也，地之在我者气也。德流气薄而生者也。故生之来谓之精；两精相搏谓之神；随神往来者谓之魂；并精而出入者谓之魄；

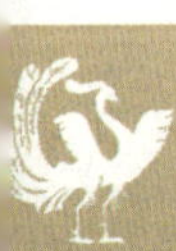

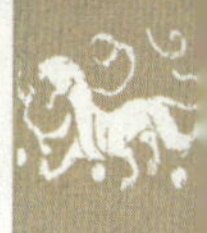

所以任物者谓之心；心有所忆谓之意；意之所存谓之志；因志而存变谓之思；因思而远慕谓之虑；因虑而处物谓之智。”

这段话中所说的精、气、神，可以这样解释。

1. 精

在中医养生理论中，所谓“精”，是指构成人体和维持生命活动的精微物质。根据其来源、功能和作用，我们又可把它分为“先天之精”和“后天之精”。“先天之精”又叫“元精”，是人体生长发育的基础，它主要来源于父母的精、血，是人体生命活动的原始微观物质。《黄帝内经》中所说的“人始生，先成精。”指的就是这种先天之精，意思是人在刚形成的时候，最先产生的不是躯体，而是这精微物质——精；“后天之精”又称为“脏腑之精”，它主要来源于后天五谷饮食的营养，通过肺的呼吸调节，脾胃的消化吸收，将营养物质中的精微物质提取出来，以供生命活动的需要。“先天之精”与“后天之精”虽然各有不同，但两者又是相辅相成，互为依存的。“先天之精”要依靠“后天之精”的不断补充，而“后天之精”则必须依赖“先天之精”的活力，同时它们还共同存储于人体的两肾之中，形成所谓“肾精”。“肾精”广泛地被后世养生家所重视，作为人体生命活动的重要物质要素之一，它具有三种生理功能，分别讨论于下。

（1）人体生长发育的推动器

肾脏精气充盈与否，与生长发育有密切的关系。如果精气充盛，那么人体生长发育就正常；不然则会出现发育迟缓、早衰等现象。

（2）人体生殖繁衍的火花塞

男人长胡须，女人乳房的发育，各种性特征的发育变化，性能力

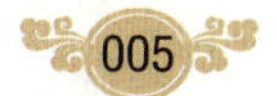

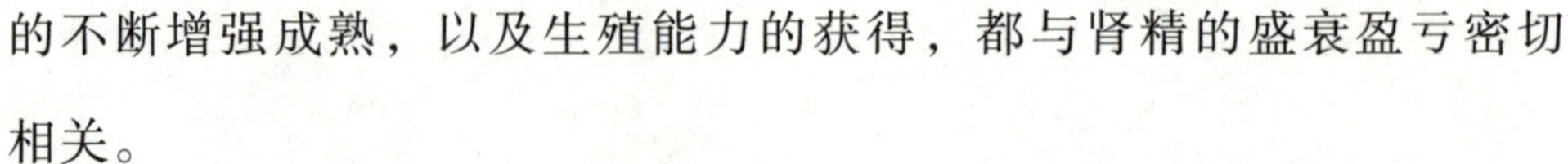

的不断增强成熟，以及生殖能力的获得，都与肾精的盛衰盈亏密切相关。

（3）脏腑组织器官的润滑剂

人体的肾精充盈有余，既可通过男性的泄精和女性的月经等正常的生理渠道排泄体外，也可以转化为气血津液等其他形式，气养神，血养心，津液濡润，气血津液通过输送到脏腑器官而发挥濡养作用。

2. 气

《黄帝内经》中的养生观点认为，“气”的生成主要与藏有父母的先天精气的肾，可以从各种饮食营养物质中汲取水谷精微之气的脾胃，呼吸吐纳自然界轻轻之气的肺等脏腑器官密切相关。然而气看不到，摸不着，它是怎么发挥作用的呢？原来我们看到“气”的存在只是它的生理功能而已，主要有以下五个方面的生理作用。

①推动作用。

②温煦作用。

③防御作用。

④固摄作用。

⑤气化作用。

“气”与“精”一样，是人体生命活动赖以进行的重要物质基础。我国养生理论十分强调养气、补气和气功锻炼，也就是因为其重要的作用。

3. 神

“神”通常包括大脑的精神、意识思维活动，以及脏腑、经络、营卫、气血、津液等全部机体活动功能和外在表现。“神”也是以先天之

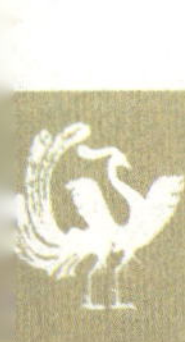

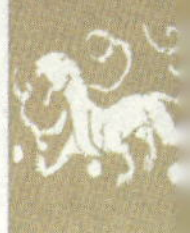

精为基础，靠后天的精气积淀而成。因此“神”的盛衰与精、气的盈亏密不可分。只有精气充足，作为生命活动功能外在表现的“神”才可能旺盛。

正因为“神”占有如此重要的地位，所以《黄帝内经》提出了“得神者昌，失神者亡”的重要论断。

从上面的论述可以看出，精、气、神是养生中极为重要的三大要素。这里面精、气是生命活动的物质基础，而神则是生命活动的外在表现。三者之间的关系表现为：精气足则神全，神不安则精气伤；精不足，神易浮；唯有精、气、神充盛不衰，机体的生命活动才可能在健康状态中运行。

而精气的流通也具有极其重要的作用。我们都知道，流水不腐，户枢不蠹的道理，同样，精气流通不歇，生命才能永恒。因而古代养生家们根据《黄帝内经》提出的这一观点发明了诸如气功、太极拳、五禽戏、八段锦以及按摩针灸、等等，目的就在于促进精气流通，以使病体康复，有益于养生长寿。

二、五行此消彼长，人体生生不息

“五行”是指木、火、土、金、水五种具体形态的基本物质。它作为中医学的基本理论构架之一，对于养生学也具有重要的指导意义。《黄帝内经》中曾谈到：“夫五运阴阳者，天地之道也”；“天地之间，六合之内，不离于五，人亦应之”。

“五行”的概念，听起来非常深奥，如果将其具体化来讲，可以这样理解：凡具有寒凉、滋润、向下、静藏等特性和作用的事物及现象，均可归之于“水”；凡具有温热、升腾、昌茂繁盛等特性和作用的事物及现象，均可归之于“火”；凡具有生长、升发、条达舒畅等特性和作用的事物及现象，均可归之于“木”；凡具有肃杀、潜降、收敛、清洁等作用和特性的事物及现象，均可归之于“金”；凡具有生化、承载、受纳等特性和作用的事物和现象，均可归之于“土”。

从这里不难看出，《黄帝内经》把五行当作宇宙间的普遍规律提了出来。它认为世间万事万物都是按照五行法则运动变化的，并由此产生了五行推衍理论和事物五行模式。

五行之间的关系是复杂而富于变化的，主要表现为“相生”和“相克”的关系。所谓“五行相生”，指的是一事物对它事物的促进、助长和滋生等积极作用，其顺序为：木生火，火生土，土生金，金生水，水生木；“五行相克”则是指一事物对他事物的抑制、约束等消极作用，作用的顺序为：木克土，土克水，水克火，火克金，金克木。

由于五行之间的相生相克，所以对于其中的任何一“行”，都存在着“生我”“我生”“克我”“我克”四方面的联系。

让我们举“金”行作为例子，“金”行过强，则对“木”行克制过盛而导致“木”行偏衰，“木”行的偏衰就会减轻对“土”行的约束，“土”行因此偏盛而加强对“水”行的克制，“水”行被克制过强而偏衰，又会引发对“火”行约束减轻，从而导致“火”行偏盛，“火”行偏盛就会把过强的“金”行压制下去，使它趋向正常。若“金”行不足，则会招致“火”行的过度克制，同时引发“木”行的偏盛，“木”行的偏盛则使“土”行受克过度而偏衰，“土”行偏衰则会引起“水”行偏盛，“水”行偏盛则克“火”过度而使其偏衰，“火”行偏衰则减

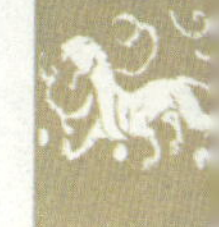

轻对“金”行的克制，从而使“金”行由不足复归正常。

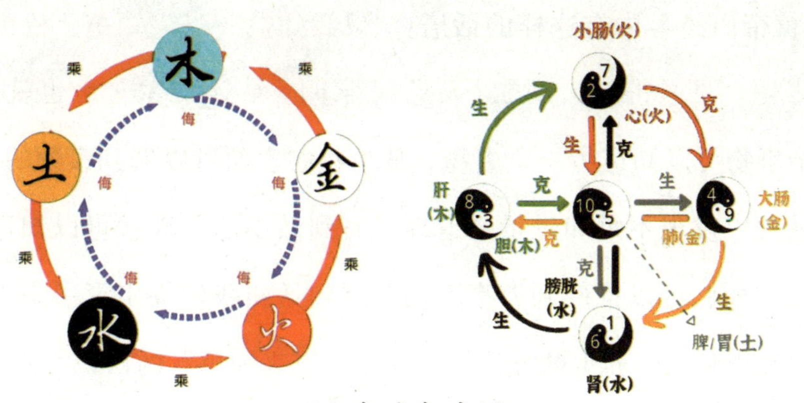

五行相生相克图

《黄帝内经》中的五行包含正常状态下五行之间相生相克的关系和非正常状态下的修复机制。也正是由于这种关系使事物处于生生不息的发展状态。

那么,《黄帝内经》中的五行是如何指导养生之道的呢？其主要表现在养生中将五行配属于人体脏腑。

例如：木性曲直、喜条达，善向外、向上舒展；而肝具有喜条达舒畅，恶抑郁遏制，善疏通开泄的特性，那么就将肝与木相对应。由此，就把人体各种组织器官、生理功能，以及自然界的各种现象联结成了一个相互关联的有机整体，这就告诉我们，在养生中要注意各种组织器官的功能特性和具有同类特性的外界事物对人体组织器官和生理机能的影响。如多食咸，则容易伤到人体的肾脏。

可见，五行学说所注重的是各种组织器官与整体之间的有机联系，利用具有五行生克乘侮关系的调节机制来实现机体健康的自我调养，是养生之道不可缺少的一环。

三、由表知里，通过观察自我体表掌握身体状况

《黄帝内经》中有这样的话语："以我知彼，以表知里，以观过与不及之理，见微得过，用之不殆"（《素问·阴阳应象》）。也就是说，从一个事物可以知道另一个事物，从事物的表面可以看到事物的本质，这样就可以发现不足和过量的道理，看到微小的表现就可以知道是否有过失，如此可以推广到万事万物。这句话向我们提出了一个很有效的研究事物和科学养生的方法，那就是"以表知里"的认识方法。

观外知内，也就是对外部进行整体观察，通过分析事物对不同环境条件和外界因素刺激的反应情况，来认识事物内部的本质规律。

古诗中有一句话："山僧不解数甲子，一叶落知天下秋"。这就是最好的观外知内的例证。看到天上有阴云，就可以知道要下雨，我们看到一个青年妇女挺着个大肚子，多半都会猜测她是否怀有身孕。的确，在日常生活中，其实我们无时无刻不在实践着这一朴素的认知原理。

正是基于客观世界中事物的表里之间存在着某种确定性的内在联系，人们在认识自身机体的过程中提出了"藏象""经络"等反映人体生理功能的独到理论学说。

1. 从藏象看养生

在中医基础理论中，所谓"藏"，是指隐藏于人体内的脏腑组织器官，"象"则是上述器官表现于外的生理、病理现象。

我国古代医学家和养生家通过深入研究《黄帝内经》所创立的这样一种"由表知里"的认识方法，并对人体正常生理活动和病理变化情况下内脏活动的外在表现进行了长期不断的细致观察，终于形成了

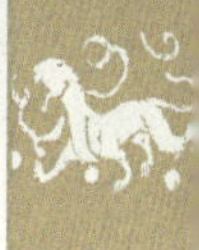

完整的“藏象”理论体系。

他们认为，人体是以心、肝、脾、肺、肾五脏为中心，以经络为枢纽，形成特有的五个大功能系统，每个系统都有自己的特点，与此同时，每个系统又都与其他系统有着密不可分的关系，通过相互作用，维持机体的正常活动。如肺脏，它除了具有“朝百脉，主呼吸”的功能之外，还有“主魂魄”的功能；此外，肺与大肠互为表里，“其华在毛”“喉为肺之户”。可见肺与大肠、皮毛、喉等组织器官共同构成了一个相对独立的功能体系。而养生家们通过观察皮毛、喉 等部位的表征，就可以相应地推导出肺脏的运行状态。

2. 从经络看养生

“经络”，也就是经脉和络脉的总称。经脉是经络系统的纵行干线；络脉是经脉的大小分支，纵横交错，遍布全身内外上下。经络的主要生理功能是运行气血，以沟通五脏、六腑、四肢、百骸、九窍、皮毛和筋肉的通道。

对“经络”这样一个复杂的人体功能系统的认识，同样是借助“以表知里”的认识方法而得来的。我们的祖先在长期的医疗（尤其是针砭）实践中，除了发现人体一定的表征与内部器官存在固定联系之外，又逐步认识到内脏器官与体表之间还存在着相互联络的通道。在民间流传着著名的针灸谚语：“若要身体安，丹田三里不曾干”（如果要身体好，那么要经常用艾灸灸丹田穴和足三里穴）。可见人们早已认识到足三里穴对于增强人体元气，增加脾胃之气有重要作用。

四、调和阴阳，养生的根本

中华传统文化中的阴阳，是对自然界相互关联的某些事物和现象对立双方属性的概括。这是一个矛盾对立统一的概念。最初的阴阳，原是指日照的向背，向日为阳，背日为阴。后来逐渐发展成为中国古代哲学中的一对重要范畴。它是古人对自然界相互关联的某些事物和现象的对立双方，以及同一事物内部相互对立的两种因素的抽象概括。

《黄帝内经》中提出："阴阳者，天地之道也，万物之纲纪，变化之父母，生杀之本始，神明之府也。"也就是说，阴阳是宇宙和自然界的道理和规律，是世间万物的纲领，世界万物的无穷变化均源于阴阳矛盾的运动。

而中国传统养生理论正是在阴阳学说的直接指导下解释生命活动现象，建构祛病延年的理论与实践方法的。

1. 阴阳是人体生命活动的根本属性

传统中医理论认为，一方面，人体生命活动从本质上可以归结为"阴精"和"阳气"的矛盾运动。另一方面，人体作为一个有机整体，它的一切组织结构均可划分为既相互联系，又相互对立的阴阳两部分。

2. 阴阳平衡是人体健康的基本标志

《黄帝内经》根据阴阳的特性，提出了相应的人体健康标志："阴阳匀平，以充其形，九候若一，命曰平人。""平人者不病，不病者，脉口、人迎应四时也。上下相应，而俱往来也，六经之脉不结动也。本末之寒温之相守司也，形肉血气必相称也，是谓平人。"（《灵枢·终始》）既然机体阴阳平衡标志着健康，那么平衡的破坏自然也就意味着

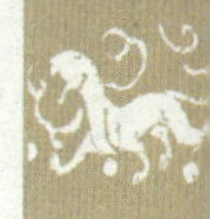

疾病的发生。

所谓“平人”，就是健康的人。上面的话简单来说，就是气血充盈、脉相平和、形体健硕，既不燥热也不畏寒的人，即是阴阳平衡的人，是健康的人。

3. 协调阴阳是最基本的指导原则

《素问·生气通天论》中谈到：“阴阳不和，因而和之，是谓圣度。”所谓“圣度”，实质上就是把协调阴阳当作养生长寿的最高准则。

也正是基于以上三点，我国养生学家们在实践中逐步形成了自己独特的协调阴阳的方法。

第一，阴平阳秘，精神乃治。

即阴阳在对立制约和消长中取得的动态平衡。

第二，勿伐天和，顺应自然。

《黄帝内经》中提到：“阴阳四时者，万物之终始也，死生之本也。逆之则灾害生，从之则苛疾不起……从阴阳则生，逆之则死。”这就是说，人如果不去顺应自然界的规律，那么就容易阴阳失衡，导致夭折，不能安享长寿命。

第三，饮食平衡，五味勿偏。

我们都知道，各种食物与中药一样，具有寒、热、温、凉四性之异和酸、苦、甘、辛、咸五味之分。如果食物的性味配合得当，则有助于保持人体的阴阳平衡状态，从而对健康有益；反之，若性味配合失宜，则会打破机体的平衡状态，从而损害健康。

第三章
诠释《黄帝内经》的养生六观点

一、天人合一，顺时应节

《黄帝内经》中明确提到："人与天地相参也，与日月相应也。"这句话强调的是人与自然界要保持一种统一的关系，才能保证身体健康。

那么，什么是"天人关系"呢？所谓"天人关系"，实际上指的就是人与自然的关系，这一关系在古代养生学思想中占有十分重要的地位。虽然古代养生家对人与自然关系的问题都有着各自的独特见解，但几乎所有人都坚定不移地贯彻实施着"天人相应"这一思想。

关于人与自然的相应关系，主要是从以下几方面来体现的。

1. 同步关系

人的生理与自然界的变化相同步。如自然界中"春生、夏长、秋收、冬藏"，人体春夏阳气升发，秋冬阳气敛藏也与之相应。

2. 制约关系

人与自然同受阴阳五行规律的制约，并遵循同样的运动变化规律。

3. 同构关系

人与自然万物有着共同的构成物质。正如《素问·宝命全形论》所说的"人以天地之气生，四时之法成"，强调了人和万物一样，都是天地之气合乎规律的产物。

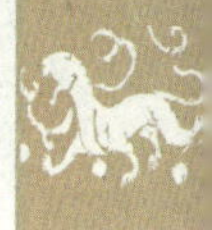

在了解了人与自然相应的表现后，我们还需要了解一下“天人相应”如何能在养生领域占据自己的一席之地。

（1）“天人相应”是古代养生家研究人体机能的方法和途径。

（2）“天人相应”是传统养生理论的哲学基础。

传统养生理论中占有十分重要的地位的阴阳五行学说究其根源是以“天人相应”的观念作为自己的哲学依据的。“天以阴阳而化生万物，人以阴阳而营养一身”，实质上正是“天人相应”哲学理论在人体阴阳学说中的具体展现。而《素问·天元纪大论》则讲：“天有五行，御五位，以生寒暑燥湿风；人有五脏，化五气，以生喜怒忧思恐。”

（3）“天人相应”是传统养生方法的认知基础。

众所周知的气功养生法，它的产生和完善显然与“天人相应”的哲学观念息息相关。

总之，在中国传统养生文化中，“天人相应”的哲学观是其赖以生成的理论基础。把握住它，就不啻于掌握了一把开启充满东方神秘色彩的养生文化宝库的金钥匙。

二、养生之道，首在培补正气

我们在日常生活中，总是时不时提到“正气”一词，如浩然正气，凛然正气等。可以说，中华民族千百年来就是靠着这一身正气，才屹立于世界民族之林，取得自己的一席之地。

而中医理论中，养生的根本目的，正是在于培补正气。《黄帝内经》中写道：“风雨寒热，不得虚，邪不能独伤人。卒然逢疾风暴雨而不病者，盖无虚，故邪不能独伤人。此必因虚邪之风，与其身形。两虚相得，乃客其形，两实相逢，众人肉坚。其中于虚邪也，因于天时，与

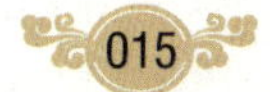

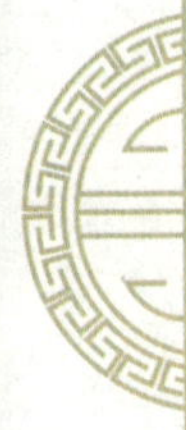

其身形，参以虚实，大病乃成。”这里提出“两虚相得，乃客其形”的理论，深刻地阐明了外感者的发病机理，关系到邪气和正气两个方面。“风雨寒热，不得虚，邪不能独伤人”，则指出人体只有正气充盛，才能使外邪无从侵入，疾病也就无从发生。“因虚邪之风，与其身形，两虚相得，乃客其形”，说明邪气只有在正气虚弱的情况下，才能乘虚侵袭人体而致病。因此，正气虚弱是疾病发生的决定因素，外来邪气是构成疾病的条件，这就是《黄帝内经》一再强调的内因为主的发病学理论。因此，中医养生学特别注重培补人体正气。因为在中医传统理论中，“正气存内，邪不可干”，“邪之所凑，其气必虚”。当然，尽管疾病的发生以内因为主，但并不否定外邪在疾病形成过程中的作用。特别是所谓的疫疠邪气（即现代西医学中所说的“传染病”），具有强烈的传染性，在疫病发生中的重要影响更是不容忽视。因此，预防疾病，除了充实正气外，还要注意“避其毒气”。

上述思想，在《黄帝内经》其他篇章中也有不少论述。如《素问·生气通天论》中说：“故风者，百病之始也。清静则肉腠闭拒，虽有大风苛毒，弗之能害，此因时之序也”。意思是尽管风邪是各种疾病发生的始因，但是只要人的神志安静而无妄念，则腠理固密，虽有很厉害的邪气侵犯，也不能为害，这是因为人体的阳气能循着时序变化以卫外的缘故。

三、人体小宇宙——养生要着眼全局，综合调养

我国的养生方法虽然名目繁多，但从总体上看，都不外乎着眼于维护和修复人体所具有的整体功能系统，而不局限于机体组织某个具体部位的养护。这种养生理念在科学发展的今天，依然有着其先进的

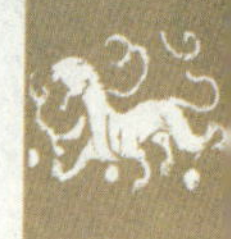

思想光辉。

整体，其着眼点是人体的统一性和完整性。《黄帝内经》中的养生思想非常重视人体本身的统一性、完整性及其与自然界的相互关系，认为人体是一个有机的整体，构成人体的各个组成部分之间在结构上不可分割，在功能上相互协调、互为补充，在病理上则相互影响。而且人体与自然界也是密不可分的，自然界的变化随时影响着人体，人类在能动地适应自然和改造自然的过程中维持着正常的生命活动。这种机体自身整体性和内环境统一性的思想即整体观念。整体观念是中国古代唯物论和辩证思想在养生学中的体现，它贯穿于养生的各个方面。

1. 人体是一个有机的整体

中医学在整体观念指导下，认为人体正常的生理活动一方面依靠各脏腑组织发挥自己的功能作用，如《素问》中指出："主明则下安……主不明则十二官危"，"凡此十二官者，不得相失也。"是说心是主神明的，是人体的主宰，心的功能正常，十二脏腑的功能才能相安而正常，所以这十二个脏腑组织的功能必须是协调的。另一方面人体又要靠脏腑组织之间相辅相成的协同作用和相反相成的制约作用，才能维持其生理上的平衡。每个脏腑都有其各自不同的功能，但又是在整体活动下的分工合作、有机配合，这就是人体局部与整体的统一。

2. 人体与自然界具有统一性

人类生活在自然界中，自然界存在着人类赖以生存的必要条件。同时，自然界的变化又可以直接或间接地影响人体，而机体则相应地产生反应，属于生理范围内的，即是生理的适应性；超越了这个范围，

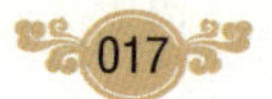

即是病理性反应。所以《黄帝内经》中说："人与天地相参也，与日月相应也"。所谓"相参""相应"即是指人体与自然界变化的相互适应，并形成一定的周期规律。

季节气候以春温、夏热、长夏湿、秋燥、冬寒而变化，人体也与之相适应，如天暑衣厚则腠理开，故汗出，天寒则腠理闭，气湿不行，水下留于膀胱，则为溺与气。在昼夜晨昏的变化过程中，人体也必须与之相适应。白昼为阳，夜晚为阴，人体也是早晨阳气初生，中午阳气隆盛，到了夜晚则阳气内敛，便于人体休息，恢复精力。

由于地域的差异，人们的生活习惯和身体状况也有很大不同。如江南多湿热，人体腠理多疏松；北方多燥寒，人体腠理较致密。因此每个地区也各有其特有的地方病，甚至不同地区人们的平均寿命也有很大的差别。早在两千多年前，中国古代医家就对此有所认识，在《素问》中就这个问题作了较详尽的论述。如《素问》说："西方者，金玉之域，沙石之处，天地之所收引也，其民陵居而多风，水土刚强，其民不衣而褐荐，其民华食而脂肥，故邪不能伤其形体，其病生于内，其治宜毒药，故毒药者，亦从西方来……"就是说西方的地理特点是，金玉之域，沙石之处，天地收引，水土刚强。居民的生活特征是，陵居而多风，不衣而褐荐（不衣丝绵多，着粗布衣服或毛衣），民华食而脂肥，故邪不能伤其形体。患病特点是，病多生于内。所以治疗上，"治宜毒药"。（毒药者，概括为能够祛除疾病的药物。所谓毒者，是指药物的偏性。）

正是由于人体本身的统一性及人与自然界之间存在着既对立又统一的关系，所以因时、因地、因人制宜，就成为养生学上的重要原则。

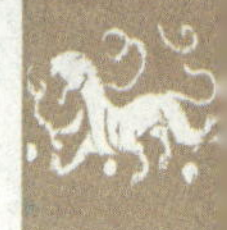

因此在具体养生时，必须注意分析和考虑外在环境与人体情况的有机联系，这就是养生学的重要特点——整体观念。

四、过犹不及——养生也需适度

人们都知道“画蛇添足”的故事，我们做好多事，往往不能合适地把握事物的尺度，一味地努力去做，不知道适可而止。就像那些贪婪地追求金钱的人，殊不知在夜以继日地赚取金钱的同时，已经伤害了自己的身体。在养生之道上，我们也同样要注意这一点——过犹不及！古人在《黄帝内经》中就曾提出在疾病治疗上要“谨察阴阳所在而调之，以平为期”，也就是说治疗疾病在于恢复机体的平衡，恢复阴阳点平衡，阳气太盛或阴气太盛都不行，对于养生也是不利的。

养生的适度原则必须寓养生于日常生活之中，贯穿在衣、食、住、行、坐、卧之间，做到时时处处都有讲究，无时无刻不本着和谐适度的原则。使体内阴阳平衡，守其中正，保其冲和，则可健康长寿。例如，情绪保健要求不卑不亢，不偏不倚，中和适度。又如，节制饮食、节欲保精、睡眠适度、形劳而不倦等，都体现了这种思想。晋代养生家葛洪提出“养生以不伤为本”的观点，不伤的关键即在于遵循自然及生命过程的变化规律。

五、养生不能“量贩”

个体化思维是中医的最大特点，同样也是中医养生学的最大特点。辨证论治理论，决定了中医是个体化的医学，养生是个体化的保养。辨证的证其实包括两个含义：一个是症状，一个是证型。就养生的个体而言，养生者身上的很多症状可归纳为一个证型，但一个证型不能包含养生者的所有症状。虽然疾病相同，但具体到个人则表现出来的

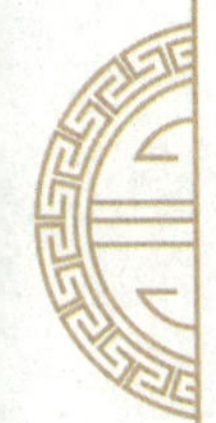

症状不尽相同。中医追求的是疾病与个体体质综合所表现出的个体化差异，养生同样也要追求个体的区别。这一点尤其体现在药物饮食调理养生方面。例如，四君子汤、五味异功散、六君子汤、香砂六君子，这四首名方都是治疗脾虚湿聚的方子，而且是在四君子汤的基础上逐步递加而成，只是湿聚的轻重程度不一样，表现出的症状不同，治疗也有相应差别。四君子汤最平和，脾虚就有湿，因为根据脏腑理论，脾主运化，主管全身水液的代谢，当脾的功能受到影响，水液代谢紊乱，就会出现水液停聚，而四君子汤用茯苓来健脾利湿。若湿邪较重，胃脘不适，苔厚，就非四君子汤所能奏效，要在四君子汤基础上加陈皮，即为五味异功散。若湿邪进一步加重，胃脘胀，苔腻，就要在五味异功散的基础上加半夏，为六君子汤才是药证吻合。若湿邪进一步加重，胃脘胀痛，苔厚腻，这时非六君子汤力所能及，而要用香砂六君子。同一种病，同一种证型，病情轻重程度不一样，所用的药不一样，病情到什么程度用什么药。病情重，药用轻了，达不到治疗效果；病情轻，药用过了，会伤正气。

在养生上，每个人的体质都是不同的，那么对于个人的养生方法就应该是各异的。痰湿较多的人就不能多喝诸如枸杞茶之类的滋阴补药，否则就会造成痰湿壅盛，从而导致咳喘，咯痰等症状。

中医的异病同治、同病异治，反应了中医的个体化特征，运用于养生上则体现出中医养生以人为本的人性化理念。

六、养生不能“一曝十寒”

古人曾经说过这么一句话：“贵有恒，何必三更起五更眠；最无益，莫过一日曝十日寒！”充分说明了做任何事时都要有坚持不懈，坚

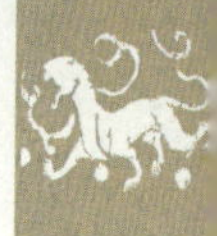

韧不拔，不达目的誓不罢休的韧性的道理。养生之道，亦是如此。

养生之道，重在实践，贵在坚持。尤其是中老年人，身体处于急剧衰退期，更应如此。那么，该如何坚持长期养生呢？

第一，要不断学习养生的理论和知识，提高对养生的认识，懂得养生的方法，进而提高养生行为的践行力，这是坚持养生的内在动力。不少中老年人对养生的重要性认识不足，自觉性不高；或有养生欲望，但过分强调更为错误。人不可避免地遭到大自然的侵袭，受到喜怒哀乐、悲欢离合的骚扰。因此，只有坚持不懈地养生，才能抵御大自然的侵袭，排除不良情绪的干扰，延缓心理躯体的衰老，保持身心健康。

第二，要有坚强的毅力。养生的成效在短期内往往是不明显的。因此，养生最忌时断时续，一曝十寒，忽冷忽热。如果这样，不但前功尽弃，还有可能使人体生物钟紊乱，身体状况恶化。

其三，要坚持适应和渐进的原则。从小到大，逐渐递增，逐步增加全身的适应力和耐久力；然后随着年龄的增长，再循序渐进。

俗话说，坚持就是胜利。坚持养生是件大好事，也乃人生一大快事！

傳承精華守正創新中醫藥學包含着中華民族幾千年的健康養生理念及其實踐經驗是中華文明的一個瑰寶凝聚着中國人民和中華民族的博大智慧

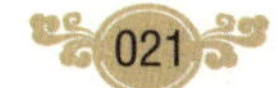

第四章
诠释《黄帝内经》的养生六原则

一、脾胃为后天之本

什么是脾呢？中医所讲的脾，并不是西医解剖学中的脾脏，而是概括了胃、小肠、大肠等器官的综合功能。

脾在中医理论中，属于五行中的脾土系统，是人体气血的“生产工厂”，生理功能为“主运化”，就是将食物消化成为营养物质（也就是气血），并将其运送到全身各处。

《黄帝内经》指出，“脾为后天之本，主运化，生气血。”这就是说脾胃是人体健康的“后天之本”，是五脏气血生化的源头。历代养生家都非常重视脾胃在养生过程中的作用。

人的脾胃系统如果出现异常，常表现为消化不良、食欲不振、食后腹胀、恶心、呕吐、打嗝、烧心、腹泻便秘、胃炎、胃肠溃疡等症状。根据“天人合一”的五行养生文化，中医认为黄颜色、甘甜味、嘘（xu）这个发音都与脾胃相关，归属于脾土系统，能够调养、补益脾胃之气。所以脾胃不好的人，适宜穿黄颜色的衣服，居室的颜色可多用黄色。饮食上应多吃黄色和有甘甜味的食品，如小米、番薯、玉米、南瓜、黄豆等都是滋养脾胃的佳品。日常生活中多发“嘘（xu）”这个音对脾胃功能也有帮助。声音能治病，是不是太玄了呢？其实一

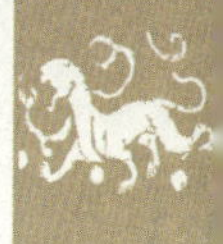

点都不玄，中医的音韵养生与西医的音乐疗法有相似之处。《史记·乐书》中说，“音乐者，动荡血脉、流通精神。”可见声音的确能反映一个人的身体状况，也能够促进疾病康复。

脾胃功能好坏与人的情志也有密切关系，过思则伤脾。比如，三国时期的诸葛亮之所以只活了54岁，就是因为他过于操劳、思虑过度造成不思饮食、脾胃衰弱，最终导致气血生成不足，撒手人寰，留下“出师未捷身先死，长使英雄泪满襟”的慨叹！

在我们身体里面也蕴藏着调养脾胃的力量。根据《黄帝内经》中经络理论的针或按摩足三里可强健脾脏的记载，在民间就有对应的“每天按摩足三里，等于吃只老母鸡”的养生说法，也就是说常拍足三里穴可以增强脾胃运化功能。

皮之不存，毛将焉附？没有后天良好的脾胃作为基石，我们的养生又从何谈起呢？

二、防患未然，上医治未病

说到上医治未病，先给大家讲一个扁鹊的故事。

有人问扁鹊：你们三兄弟中为什么你的名气那么大，而你大哥、二哥的名气都不大？

扁鹊回答：我为什么名气大？你看这些病人，快死了来找到我，我一治就好了，所以我的名气就大了。而我大哥的做法是，那个人还没患病就让他先治好以不得病，我二哥则是别人刚得病他就给治好了，这就让别人印象不深刻，不是很认可他们了。所以我成了名医，总是治好很严重的病。其实我大哥水平最高，病还没有发作他就防治住了。

现在有些人也都是这个观念，比如说，肿瘤没长没关系，让它长

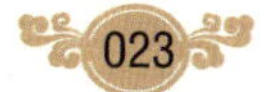

吧，长完一个，就好了。殊不知千年以前我们的祖先就已经在强调“治未病”的思想了。

《素问·四气调神大论》认为，“圣人不治已病治未病，不治已乱治未乱。夫病已成而后药之，乱已成而后治之，譬犹渴而穿井，斗而铸兵，不亦晚乎？”也就是说，古代具有高度智慧的人，对于疾病，不着重于治疗，而是着重于预防疾病的发生。正如治理国家一样，不是国家出了乱子才去整治，而是在平时就加以很好地防范。假如疾病已经发生再去治疗，国家出了乱子才去整顿，这样做就像口渴了才去挖井、打仗了才去铸造武器一样，为时已晚。这种预防为主，防重于治的思想，时至今日仍有着极大的现实意义。

我们所知道的长寿鼻祖彭祖，他所提出的养生术就是治未病之方法，自我护理、自我保健、自我保养、自我养生为彭祖养生术的核心。不断增加保健知识，持之以恒地修炼彭祖养生术，才能快乐养生、健康长寿!

三、气血畅通，百病不生

所谓通经络，就是指要使气血在人体的经脉中巡行时畅通无阻，若经络不通，则气血不和，百病丛生。就如《黄帝内经》中所说：“经脉者，所以能决生死，处百病，调虚实，不可不通。”这里的不可不通，即是再三强调人体之经脉必须畅通，原因是经脉“能决生死，处百病，调虚实”。

1. 决生死

“决生死”就是说经脉的功能正常与否，决定了人的生与死，人之所以成为一个有机的整体，是由于经脉纵横交错，出入表里，贯通上

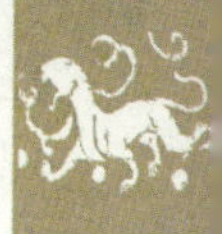

下，内联五脏六腑，外至皮肤肌肉。若没有经络的这种沟通和联系，人体的各组织、器官又靠什么濡养呢？人体气血，贵乎流通，才能使脏腑相通，阴阳交贯，内外相通，倘若气血不流通，脏腑之间的各种联系就要发生障碍，疾病即可发生，严重者导致死亡。

2. 处百病

“处百病”是说经脉之气运行正常对于疾病的治疗与康复所起的重要作用。大医学家喻嘉言说：“凡治病不明脏腑经络，开口动手便错”。疾病的治疗，病体的康复，都必须从经络入手。众所周知，疼痛是人们患病后最常见的症状之一。究其原因，中医认为是“疼则不通，不通则疼”。只有经脉畅通，才能运行气血；只有气血周流，病人才能得到治疗与康复。

3. 调虚实

调是调整，虚实是指证候，不是虚证，就是实证，人们患病后常常用虚、实来概括说明证候的性质。养生学认为，“邪气盛则实，精气夺则虚”。实证，即是病邪盛而正气未虚，正邪斗争激烈所表现的证候；虚证，即是正气虚衰，机能减退，抵抗力低下所表现的证候。经络有调整虚实的功能。

总之，保持经络的畅通是非常必要的，此是一条重要的养生原则，要时时处处使自己的经络之气畅通，具体地说，以下方法有畅通经脉的作用。

一是要运动。因为“动形以达郁”，“动则不衰”，“流水不腐，户枢不蠹”。只有动，气血才能周流全身。

二是常练气功。因为气功锻炼有素者常可体会到真气循经络运行，

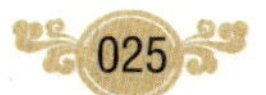

就是通过内景感到自身经络的存在。气功中的“周天运转法”“升降开阖法”就是能使经络之气正常地循经络运行的重要功法。

三是要常吃一些能够理气活血的药物和食物。如陈皮、木香、砂仁、四磨汤、越鞠丸、当归、川芎、桃仁、红花、油菜、黑大豆、慈姑等。

四是要心情愉快。因为“愁忧者，气闭塞而不行”。不管发生了什么不愉快的事情，都要想得开，人们常说的“气死周瑜”不是最能说明问题的例子吗？

四、生命在于运动

《黄帝内经》中提倡“法于阴阳，和于术数”“广步于庭”“导引按跷”。《灵枢·脉度》说：“气之不得无行也，如水之流，如日月之行不休”。静以养神，如“恬淡虚无”，去欲以养心神。动以养形，通过运动，可以强壮筋骨，促进气血运行和脏腑功能。

古为今用的五禽戏、太极拳、易筋经、八段锦及武术运动等，种类不同，套路或功法各异，各具特色。尤其是气功养生，这是一个颇具特色又较为普及的中医养生方法。气功，古称“导引”“吐纳”等，是通过自身调摄，以炼意、炼气、炼形为要素的自我身心锻炼的方法。气功修炼，确实能对机体的生命活动产生良好的影响，起到保健防衰的作用。气功养生是一门科学，是中华文化遗产的瑰宝。

五、调情志，让身体获得完全的健康

《黄帝内经》理论认为，注重调摄精神，是促进人类健康长寿的重要条件之一。

情志，即中医理论中所说的七情五志，是精神活动的一部分。在

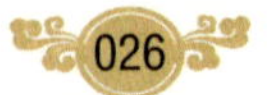

正常情况下，这些并不是致病因素，是人体对外界客观事物刺激的能动反映，若外界刺激太强，超过人体机能调节的范围，就会造成疾病。情志过激、寒热偏盛、疲劳过度等因素，都能导致脏腑功能紊乱，气机失调，从而发生多种疾病。如由于精神刺激太过引起的怒则气上、喜则气缓、悲则气消、恐则气下、惊则气乱、思则气结等症。情志致病所伤者，为人身的精、气、神三宝。七情五志皆可伤神，故在情志病中，伤神是主要的，因而在治疗时，也要首先治神。人类的疾病，有相当多是由精神因素所造成的，所以调神、治神乃养生的重要环节。

《黄帝内经》说："志意者，所以御精神，收魂魄，适寒温，和喜怒者也"。这段话中的"御""收""适""和"，都有主动的含义。所以，充分发挥人的意志作用，重视精神的调养，既是传统中医养生防病、预防早衰的重要原则，也是《黄帝内经》中内因为主的养生学术思想的具体体现。

防止疾病发生，是中医养生中延年益寿的一个重要方法。《黄帝内经》的原文指出，想要防止疾病发生，就要达到"真气从之，精神内守，病安从来"（即人体的真气随从人的躯体活动，精神意志内守不散，那么疾病就无从侵袭人体）的境界；要求人们既要对外来的"虚邪贼风，避之有时"，又要对内在的精神情志做到"恬淡虚无"（即精神平淡，无欲无求），只有这样，才能达到防病延年的目的。

由此可以看出人的精神情志活动是导致人体发病和影响寿命的一个重要因素，这是古代养生家所提出的一个重要的养生原则。那么，如何才能做到"精神内守"呢？《黄帝内经》的文中提出了许多至今仍行之有效的措施。

第一，少私寡欲，即原文所说“志闲而少欲”。私心、嗜欲出于心，私心太重，嗜欲不止，则会扰动神气，破坏神气的清静，而减少私心、降低嗜欲，就会减轻思想上不必要的负担，有助于神气的清静内守。

第二，恬淡虚无，即静可以养神，而神气清静，则可长生。这是因为神主持生命，有任万物而理万机的作用，故神气在人体内常处于易动而难静的状态。老子《道德经》说：“清静为天下正。”人体之神亦不例外，只有清静才能保持其正常功能，这是中华养生学“静神学派”的核心思想。除此之外，原文还提出了不少养神的方法，如“高下不相慕”，“美其食，任其服，乐其俗”，“心安而不惧”，等等，这些都是有积极意义的。

《灵枢·天年》中有“失神者死，得神者生”，故养生尤重调神。调神的方法可概括为以下三个方面。

1. 藏神

《素问·痹论篇》说：“静则神藏，躁则消亡。”它要求人们保持心境的安宁、愉快，达到虚怀若谷、无私寡欲的精神境界，对一切声明物欲应有所节制。必须薄名利，禁声色，廉货财，损滋味，除佞妄，去妒忌。

2. 动形怡神

动形，包括散步、传统健身、体育锻炼等内容。它可促进气血流畅，舒筋活络和协调脏腑功能活动，使精神焕发，心旷神怡；还有助于安眠，起到静神的作用。尤其是人到老年后，脏腑气血虚衰，功能低下，神倦乏力而喜坐好卧，睡眠不宁，反应迟钝而且性情不定，通

过适当的活动来怡神、静神。

3. 移情易性

排遣情思，使思想焦点转移到他处，或改变内心虚恋的指向性，使其转移到另外的事物上。另外要改易心志，包括排除和改变其错误认识，不良情绪或生活习惯，或使不良的情绪情感适当宣泄，以恢复愉悦平和的心境。日常应该经常欣赏音乐、戏剧、歌舞。读书吟诗、交友览胜、种花垂钓、琴棋书画等情绪高雅、动静相宜的活动，还可以起到培养情趣、热爱生活、陶冶情操、怡养心神的作用，也能自我解脱，移情易性，从而起到抗衰老的作用。

六、食疗胜药疗

饮食是人体营养的来源，《素问·六节脏象论》说："天食人以五气，地食人以五味。"《灵枢·五味》说："天地之精气，其大数常出三入一，故谷不入，半日则气衰，一日则气少矣"。而"五谷为养，五果为助，五畜为益，五菜为充，气味合而服之，以补精益气"(《素问·脏气法时论》)，"五味入胃，各归所喜……久而增气，物化之常也"(《素问·至真要大论》)。《黄帝内经》认为饮食五味，各有所通，分别滋养不同的脏腑，合理的饮食结构可以长养五脏，促进健康，而饮食偏嗜则会导致脏气偏盛偏衰的病理变化："味过于酸，肝气以津，脾气乃绝；味过于咸，大骨气劳，短肌，心气抑；味过于甘，心气喘满，色黑，肾气不衡；味过于苦，脾气不濡，胃气乃厚；味过于辛，筋脉沮弛，精神乃央"(《素问·生气通天论》)。《素问·奇病论》更指出："数食甘美而多肥。"现代医学也认识到，很多疾病是由于饮食不节造成的，所以适度节制饮食对于疾病的预防是非常重要的。还是那句话，

"食饮有节，起居有常，不妄作劳，故能形与神俱，而尽终其天年，度百岁乃去"(《素问·上古天真论》)。

自古以来，我国人民，特别是医学家和养生家都很重视食疗对人体的作用。如代名医孙思邈指出"安生之本，必资于食……不知食宜者，不足以生存也……故饮食进则谷气充，谷气充则气血盛，气血盛则筋力强……若有疾患，且先食医之法，审其疾状，以食疗之，食疗未愈，然后命药，贵不伤其脏腑也。"

我国古代膳食有四季五补养生的理论。中医研究阴阳、五行，十分重视气候变化与人体的关系，按季节分为春、夏、秋、冬。由于夏季较长，故在夏天至秋天之间，划出了长夏这一时节，从而就有了四季五补之说。

具体说，春属木，其气温；夏属火，其气热；长夏属土，其气湿；秋属金，其气燥；冬属水，其气寒。这样形成了四季五补与五行和肝、心、脾、肺、肾五脏的关系，古人用这一理论指导人们的膳食。

注意饮食卫生，防止饮食不洁。食养中对饮食要有节制，养成良好的饮食习惯，提倡定时定量，防止饥饱失常。勿暴饮暴食或长期过饥。克服饮食的偏寒偏热及五味偏嗜，生冷饮食易伤脾胃阳气，过食辛温燥热，易致胃肠积热或加重痔疾。若长期偏嗜某种饮食，易致脏气偏胜而功能失调，或形成"膏粱"之变；同时，会导致其他营养物质的匮乏而使机体失养，继发产生种种疾患。亦如《素问·生气通天论》中所述的"是故味过於酸，肝气以津，脾气乃决；味过於咸，大骨气劳，短肌，心气抑；味过于甘，心气喘满，色黑，肾气不衡；味过于苦，脾气不濡，胃气乃后；味过於辛，筋脉沮弛，精神乃央。"

另外，药膳保健也是中医传统的养生方法之一。药膳，指药食结合，因时制宜，辨证施膳。它是在中医学理论指导下，将食物与药物相结合，通过药物的炮制加工与食品的烹调加工而制作的具有防治疾病和保健强身作用的美味食品。比如常用药食品有人参、黄芪、黄精、枸杞、冬虫夏草、茯苓等制成的多种类型的食品。

中医认为，肾中精气的虚衰和脾胃之气的不足是衰老的主要机制，因而，补益扶正是药物养生的基本法则，调补肾脾是养生的中心环节。从保健防衰的益寿方剂来看，比如首乌延寿丹、延年茯苓饮、延龄固本丹等，都是补益肾脾两脏。所以久服确可收到预防早衰、保健防老的作用。

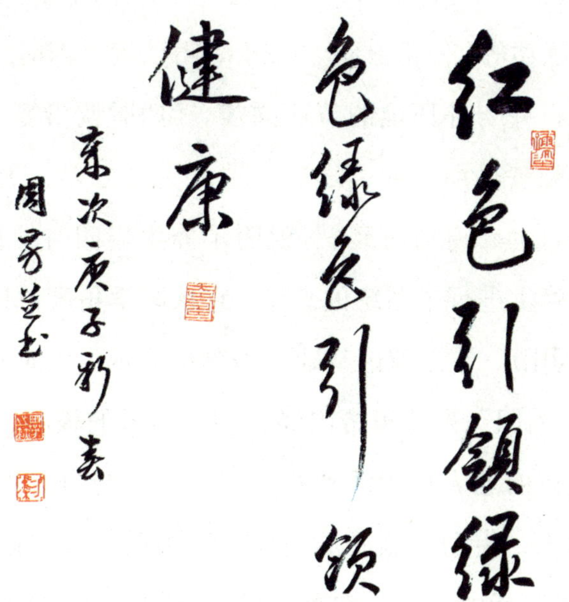

进 阶 篇

第五章

高卧酣眠，《黄帝内经》的身体节律观和睡眠养生

一、中医的时间观与养生

中医预防疾病的重点是养生，又称为养性、摄生、治未病。预防的目的是增强人体的抗病能力，防病延年。养生的内容很多，如饮食、起居、情志、练功等，但都必须“和于阴阳，调于四时”，使人体生理节律彼此协调，并与外环境的节律同步。《四时调摄笺》说：“人能顺此调摄，神药频餐，助以导引之功，慎以宜忌之要，无竟无营，与时消息，则疾病可远，寿命可延。”说明了养生应四时的重要性。《黄帝内经》对时间养生进行了系统的总结，它从医学角度讨论养生问题，并以“四时五脏阴阳”作为理论基础，深刻地揭示了因时养生的作用。

“四时五脏阴阳”是《黄帝内经》理论体系的核心，它把人体归纳为以五脏为主体的五大功能活动系统，并以之与自然界的四时昼夜阴阳变化统一起来，借助自然界的周期运动说明了与之同步的人体生命活动节律性。《黄帝内经》非常重视对节律的研究，带节律含义的概念很多，如“道”“纲纪”“理”“次”“序”“常”等，都在一定意义上标示了事物变化的法则。“四时五脏阴阳”理论揭示了人生命活动的节律

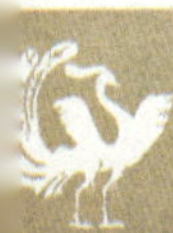
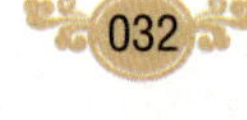

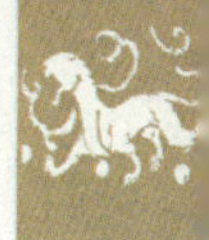

性，它以“相通”“相应”“相参”解释自然界周期节律与人体生物节律之间的同步联系。这就是《素问·金匮真言论》中“五脏应四时，各有所受”的真正含义。

1. 起居应四时

日常生活中的作息要顺应自然界的昼夜晨昏和春夏秋冬的变化规律，并要持之以恒。传统养生学认为“精、气、神”为人生三宝，神为生命的主宰，能够反映人体的脏腑功能和体现生命的活力，故“失神者死，得神者生”。人们起居有常，作息合理，就能保养人的精神，使人精力充沛，神采奕奕。所以清代名医张隐庵称，“起居有常，养其神也”。长期起居无常，作息失度，会使人精神萎靡，呆滞无神。一日的起居有常是指人体应按照“日出而作，日入而息（出处：偈颂二十四首　其二二）”的原则安排每天的作息时间。一日之内随着昼夜晨昏阴阳消长的变化，人体的阴阳气血也进行相应的调节而与之相适应。人体的阳气在白天运行于外，推动着人体的脏腑组织器官进行各种机能活动。夜晚人体的阳气内敛而趋向于里，则有利于机体休息以便恢复精力。现代医学研究也证实，人体内的生物钟与自然界的昼夜规律相符，按照体内生物钟的规律而作息，有利于机体的健康；一年四季具有春温、夏热、秋凉、冬寒的特点，生物体也相应具有春生、夏长、秋收、冬藏的变化。人体在四季气候条件下生活，也应顺应自然界的变化而适当调节自己的起居规律。《养老奉亲书》指出：“夏月暑地热，若檐下过道，穿隙破窗，皆不可乘凉以防贼风中人。”以上充分强调了起居要应四时的重要性。

2. 饮食应四时

不仅一日中饮食要定时、定量，还要根据一年四季的气候变化调

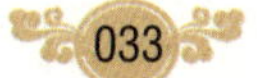

配饮食。《黄帝内经》要求要“饮食有节”，如果“以酒为浆，以妄为常，醉以入房，以欲竭其精，以耗散其真，不知持满，不时御神，务快其心，逆于生乐，起居无节。”等不良生活习惯，便会导致“半百而衰”的结果。四时饮食不节还会导致很多疾病，如“饮食自倍，肠胃乃伤”“膏粱厚味，足生大丁”“多食咸则脉凝泣而变色”等论述。《灵枢·师传》又说，饮食要：“热无灼灼，寒无沧沧，寒温中适”。张仲景也说：“服食节其冷热苦酸辛甘。”一日中饮食有一定的要求，《三元参赞延寿书》说：“夜半之食宜戒，审酉前晚食为宜。”一年中的饮食，根据不同季节调配，张仲景说：“春不食肝，夏不食心，秋不食肺，冬不食肾，四季不食脾。春不食肝者，为肝气旺，脾气败。若肝旺补肝，脾气败尤甚。”唐代孙思邈《千金方》说：“春省酸增甘养脾气，夏省苦增辛养肺气，中夏省甘增咸以养肾气，秋省辛增酸养肝气，冬省咸增苦以养心气。”元代忽思慧在《饮膳正要》中说：“春气温，宜多食麦以凉之，夏气热，宜食菽以寒之，秋气燥，宜食麻以润其燥，冬气寒，宜食黍，以热性治其寒”。

说明饮食一定要根据自己的身体状况，四时气候的变化情况、食物的性味，以及食物寒、热、湿、凉四性与脏腑的关系加以选择调配，才有益于人体的健康。

3. 情志应四时

人的精神活动要顺应四时气候的变化。通过四时的调养，才能使精神内守，生气不竭，防止疾病的发生。情志应四时的思想最早见于《黄帝内经》，在《灵枢·本神》中说：“故智者之养生也，必顺四时而适寒暑，和喜怒而安居处，节阴阳而调刚柔，如是则僻邪不至，长

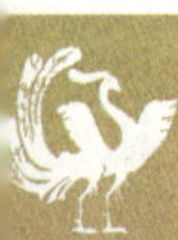
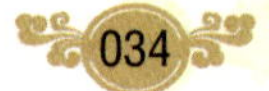

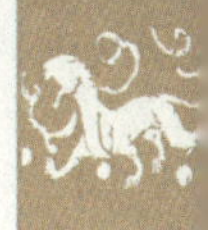

生久视。”《素问·阴阳应象大论》论圣人治身之法说，“是以圣人为无为之事，乐恬惔之能，从欲快志于虚无之守，故寿命无穷，与天地终，此圣人之治身也。”说明圣人治身，首先重精神上的恬淡虚无，清静无为。《素问·四气调神大论》认为，人的精神活动与四时的节律变化密切相关，要使情志应四时，必须主动地按季节进行调摄。春三月是生发季节，天地气生，万物荣茂，情志要内守，不能动怒，要有“生而勿杀，予而勿夺，赏而勿罚”的精神状态，思想形体要舒坦自然、放松、活泼、充满生机，以“使志生”；夏三月是繁荣季节，天地气交，万物华实，情志要喜悦，切勿急躁发怒，“若所爱在外”，这样才能精神愉快，情志舒畅，“使志无怒”；秋三月是天高气爽、宜人季节。但气候渐转干燥，日照减少，气温渐降，尤其深秋之时，草叶枯落，花木凋零，常在一些人心中引起凄凉、垂暮之感，产生忧郁、烦躁等情绪变化。故秋天要求人们要保持神志安宁，减缓秋季肃杀之气对人体的影响，只有“收敛神气”，才能使“志安宁”；冬三月是蛰藏季节，情志更要安静、内蓄，达到“若有私意，若已有得”的精神状态，以“使志若伏若匿”。

4. 练功应四时

气功是预防疾病，增强体质的一种自我锻炼方法，练功的功法、意念和呼吸都必须应昼夜、四时阴阳的变化。按昼夜的阴阳变化施功，古人把一昼夜分为子、丑、寅、卯、辰、巳、午、未、申、酉、戌、亥十二个时辰。从子时至巳时为六阳时，从午时至亥时为六阴时。清气为阳时所主，浊气为阴时所主，所以行服气法，宜在六阳时为之。《服气经·秘要口廖》云，“凡服气皆取阳时。”阳时服气颇有道理，从现代科学的观点看，服气以平旦之时最为相宜，因为此时空气中的氧气较为充足。在按四季的阴阳变化施功，一年四季，春夏为阳，秋冬为阴。练功应遵循“春夏养阳，秋冬养阴”的原则，使阴阳无伤，相生相长。具体说，春夏季节宜练静功，并行“搅海吞津法”或“存思冰雪法”，以滋阴养阳，使肝气不致内变，心气不致内洞；秋冬季节宜练动功，并行“闭气发热法”或“存思火热法”，以生阳养阴，使肺气不致焦满，肾气不致浊沉。

二、人体的节律

1. 生命节律

春夏秋冬，四季交替；日出日没，暮去朝来，大自然有规律、有节奏地循环不已。

科学家们发现地球上的一切生物，不论是单细胞的草履虫，还是高等动物包括人类，也都按照一定的时间规律生存和繁衍，表现出各种各样的生物节律或节奏。

生命活动的节律，一般按其周期的长短区分为昼夜节律、亚日节律和超日节律。昼夜节律是指周期为 24 小时或约 24 小时（20 ~ 28 小时）的节律。

至今已有越来越多的证据表明，几乎人体的全部生理指标，如体温、心率、血压、血细胞数、血糖和氨基酸、血中各种激素的含量、尿量及其盐类排泄、氧耗量与肺功能等，均有昼夜变动的节律。

亚日节律是指周期不到 20 小时的节律，或者指一日内重复两次或多次的节律。实际上，人的心跳节律（50 ~ 100 次 / 分），呼吸节律（12 ~ 20 次 / 分），睡眠周期（90 ~ 120 分钟）、一些激素的分泌节律

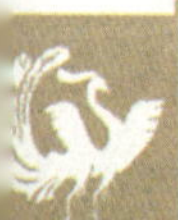

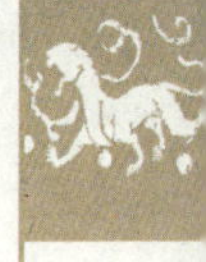

（90 分钟左右）等，均属亚日节律。

超日节律，是指周期超过 28 小时的节律，包括周期为 7 天的周节律，周期分别为一个月或一年的月节律与年节律，也有周期约为 20 天的节律。

血小板也具有 7 天左右的生存周期。月节律最显著的例子是妇女的月经周期。成年女在月经周期中，体温、性激素、免疫机能及心肺功能等，都可能有月节律的波动，亦称为月节律。

现在还知道，与妇女的月经周期相仿，人的体力、情绪、智力也有不同的变化周期。

有人测定体力周期为 23 天，情绪周期为 28 天，智力周期为 33 天。年节律亦称季节性节律，这在某些生理功能上较为突出。如甲状腺的分泌功能冬季高，夏季低；血清总蛋白、白蛋白、血色素、二氧化碳结合力均是冬季高于春季；血小板春高于夏；白细胞、血压、胃酸则是冬高于夏。

一般认为，生物节律的形成，是生物体在亿万年的进化过程中，对地球的自转（昼夜交替）、公转（季节变换）及月球公转（近海地区潮汐的涨落等）所造成的变动产生适应性的结果。

2. 睡眠—觉醒节律

人在一天之内，一般只有一次睡眠期，即“日出而作，日入而息（出处：偈颂二十四首 其二二）”。

成人的睡眠—觉醒节律模式是在出生后逐渐发育成熟的。

新生儿的睡眠是多相性睡眠，他们在 24 小时内几次交替睡眠相与觉醒相，波动周期为 2 ～ 3 小时，总的睡眠时间为 15 小时，大约 6 个月之后，婴儿的睡眠—觉醒节律才随喂食需要及环境的昼夜变化影响而逐渐发展成单相性睡眠。成人的总睡眠时间缩短为 8 小时左右。其实，成人有时也表现为双相性睡眠——白天有一次午睡。现在知道，午睡不只是人们由于清晨早起而不减少总的睡眠时间所作的一种补偿，经实验证明，大多数人在午后有明显的睡眠倾向。例如，据报道 42.2% 的希腊都市人口每周至少有三次午睡，而他们并无夜间睡眠的不足。

研究表明，人类睡眠—觉醒的行为，主要是内源性的，但也受体内需要（疲劳、困倦、原先觉醒时间的长短）及外环境（如明暗周期）的影响。

首先可以看到，不同年龄的人睡眠有恒定的平均水平，若有睡眠缺欠，以后会作出补偿，即第一天未睡好，第二天白天或夜里会睡得久些。总的睡眠时间一般是婴儿最长，自童年起减少，在青年时期维持相对稳定（7 ~ 9 小时），而在老年期又进一步减少。

我们之所以通常在夜间睡眠，亦与夜间有最大的疲劳程度有关。

曾有人在恒定的环境条件下，连续剥夺 63 例受试者 72 小时的睡眠，发现尽管他们的疲劳程度逐日加剧，但三天中均以夜间最感疲劳，白天疲劳程度最轻。

研究表明，在夜间 7 时开始睡眠有最长的睡眠持续时间，而在半夜 4 时左右睡眠最易入睡，甚至其睡眠之前的觉醒时间并未延长时亦是如此。相反，在白天（如上午 7 ~ 11 时）睡眠，则往往入睡困难，且睡眠时间较短。

需要指出的是，“日出而作，日入而息（出处：偈颂二十四首　其二二）”只是自古以来人类活动的一般规律。在现代社会中，由于人工

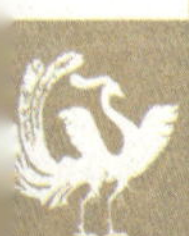

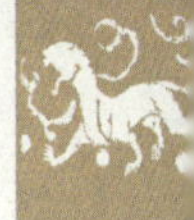

照明的结果，“日落”带来的环境黑暗不能再如意地束缚人类的手足，成千上万的人要到深夜才停止活动。有人把具有这种生活规律的人称为“夜型人”或“猫头鹰型人”，而把夜间早睡、晨间早起的人称为“朝型人”或“百灵鸟型人”。他们的各种生理节奏均可能有一定的时间差异。此外，由于各种形式的轮班工作制已实行了几个世纪，全世界有无数的夜班工人，他们的活动—休息节律完全与昼夜明暗周期颠倒，他们的其他生理节奏也经常与白天活动为主的人们相反。

3. 心率节律

人体的心率或脉率，是最早认识到的内源性生理节律之一。首先，它本身就是一种亚日节律。婴儿的心率 130 ~ 150 次 / 分，2 ~ 4 岁儿童 110 ~ 120 次 / 分，4 ~ 8 岁时 90 ~ 110 次 / 分，以后则逐渐接近成人的心率 60 ~ 100 次 / 分。心率的快慢除受年龄影响外，亦受运动、呼吸、体温等多种因素的影响。一般说来，坚持体育锻炼或从事体力劳动的人心率常偏慢，静坐工作或脑力劳动者心率多较快。

对同一个人来说，心率随运动及体温升高而增快（体温每升高 1℃心率增快 8 ~ 10 次 / 分）。心率一般在吸气时比呼气时稍快，可形成所谓呼吸性心律不齐。

由于影响心率的许多因素在一天 24 小时内有规律地发生变化，故正常人的心率亦有明显的昼夜节律。

一般来说，心率在夜间睡眠时进行性地降低，大约在入睡后的第 6 个小时达最低点。白天心率增快，但对何时开始增快及何时最快有不同的报道。有的报道心率在醒前（上午 6 时）开始增快，下午 1 时达高峰，然后下降。亦有人观察到心率在醒后最快，然后在整个白天和夜间都逐渐下降，但在上午 11 时至下午 1 时之间有一个突然的升高，打断其下降趋势。较多的研究者发现心率一般在下午比上午高，其最高的时间在下午 6 时左右，而凌晨 4 时左右最低。

心率昼夜节律的形成，与体温的昼夜节律似有明显关系。

首先，两者有类似的昼夜变动模式。如体温通常也是夜低昼高，凌晨 2 时至 5 时处于最低水平，上午至下午逐渐升高，许多人在下午 3 时至 5 时最高。其次，已证明体温能直接影响心率。

在新生儿出生时无论体温或心率均无昼夜节律，它们都要在出生后 4 ~ 6 月才开始表现出昼夜差异，到 2 岁左右才有较大的变动幅度。

然而，心率的昼夜节律，更大程度上受休息—活动周期的生活习惯所驱使。如当受试者以一天 18 或 28 小时的休息—活动周期生活时，体温节律仍保持原来 24 小时的周期不变，而心率昼夜节律的周期立即相应变为 18 或 28 小时，此时，心率与体温的两种节律周期完全发生了分离。这表示心率的昼夜节律不像体温节律完全是内源性的。

心率一般在休息或睡眠时较慢，而在活动或觉醒时较快。心率的昼夜节律即使在整天卧床及在规定时间进餐的人亦能见到，这又表示运动或进食并非引起心率昼夜变动的主要因素。

关于心率昼夜变动的原因，现在大多数人认为与支配心脏的植物性神经功能昼夜变动有关，白天交感神经兴奋性较高，故心率较快，而夜里迷走神经张力占优势，故心率减慢。

在临床诊断中，医生亦通常根据病人的心率或脉率快慢来判断体温或自主神经功能状态的改变。

4. 血压节律

现在大量的医学研究证明，不仅剧烈运动和情绪的激动会使人的

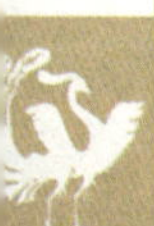

血压暂时升高，就是日常生活及昼夜、季节变化，也会使血压出现规律性的变化。

一般说，夜间睡眠时血压明显下降，凌晨苏醒前后开始升高，在白天上午比下午高，或上午达到峰值，午后渐降或维持不变。但也有下午或傍晚比上午较高的模式。由于不同个体或不同的高血压类型，可能有不同的血压昼夜节律，近年来临床上已开始根据血压达峰值的不同时间，把高血压区分为“上午型”与“下午型”。

血压的波动，不仅有昼夜节律，而且还有季节性节律，但其波动幅度不及昼夜变动大。有人调查了17000多例轻度高血压（舒张压为90～109毫米汞柱）患者的血压逐月波动情况，发现一年中冬季血压较夏季为高，而且年龄较大的患者这种季节性差异较明显。不论男女，35～44岁的患者，其收缩压、舒张压在冬季要比夏季分别高2～4毫米汞柱与2～3毫米汞柱；而55～64岁的患者则分别要高6～7毫米汞柱与3～4毫米汞柱。此外，高血压患者所接受的治疗（如口服心得安）不影响血压的这种季节性变动。目前一般认为血压的季节性波动与气温的变化有关。冬季血压增高，可能与寒冷对抗体的刺激引起交感神经功能兴奋有关。

也有证据表明，舒张压的高低与测量血压的房间室温呈相反关系，若使室温恒定则可大大削弱季节对血压的影响。

5. 体温节律

人类体温能随外环境温度的变化而维持相对恒定，平均为37℃。大家都熟悉，我们的口腔体温如果同这个平均值相差太远，通常是疾病的征兆。然而，人们很早就认识到，人体温度还具有同太阳紧密相关的节律性变化。对于白昼活动、夜间睡眠的大多数健康人来说，体温在凌晨 2 ~ 5 时最低，下午 3 ~ 5 时最高。尽管不同的研究者，对一日之中体温最高及最低的时间报道略有先后，但都一致地观察到，无论在夜长的冬季，还是昼长的夏季，人体体温的昼夜变动模式没有什么差别，变动幅度通常可达 1℃。

虽然这种变化看起来微不足道，但是这种体温节律经常是其他一系列生理变化的关键所在，是人体昼夜生物钟的一根可靠的指针。

人体的体温昼夜节律是一种内源性节律。例如，它与某种程度的身体活动没有关系，即使绝对安静卧床依然存在。

而值夜班的人，在头几天入夜后刚开始工作时体温先升高，尔后尽管仍在工作，体温却逐渐下降。第二天白天，虽然是在睡眠，一般体温还是要升高的。当住在与环境完全隔离，没有任何时间信息的地洞里时，由于排除了所有的外源性同步因子，这时的体温节律纯粹是内源性的。

据阿萧夫的报道，其周期为 24.4 ~ 26 小时之间。

然而，内源性的体温节律，亦在一定程度上受环境因素的周期性变化（如昼夜明暗交替），睡眠—觉醒周期等的影响。例如，正是受太阳日的影响，我们的体温昼夜节律有正好 24 小时的周期。

双眼失明的人，由于基本排除了外界昼夜明暗周期的刺激，临床观察到他们体温的昼夜变动幅度比健康人较小。睡眠有时可使体温下降 0.2℃。夜间睡得好坏亦与凌晨体温上升的时间有关，睡得好时体温在凌晨觉醒前开始上升，而睡得不好时不仅体温在夜间下降较少，在醒前亦不开始升高，要到醒后或起床后很久才升高。

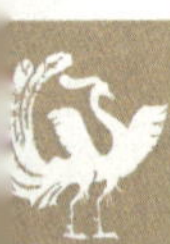

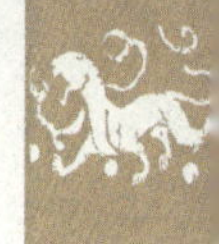

6. 尿量节律

正常人每昼夜所排出的尿量在 1000 ~ 2000 毫升之间。

通常认为，尿量的多少，主要决定于人体在一定时间内所摄入的水量和其他排泄途径所排出的水量。如果由其他途径（出汗、呼吸、大便）排出的水量不变，则所摄入的水越多，尿量也越多；反之，尿量将减少。由于尿中含水 95% ~ 97%，固体物质只有 3% ~ 5%，尿量的变化主要反映肾脏对水的排泄。

自古以来，人们就已经注意到正常情况下夜间尿量少于白天。

白天尿量最多的时间，不同的研究者有不同的报道，但多数报道认为在中午前后。看来，收集尿液的时间间隔对观察结果有一定影响，如收集每 4 小时尿液的结果表明其峰值在中午 12 时至下午 4 时之间，收集每 2 小时尿液的结果表明其峰值在上午 10 时到 12 时之间，而收集每 1 小时尿液的结果则表明其峰值在下午 3 时左右。

据观察，新生儿的尿量没有昼夜节律。生后一周内，昼夜尿量之间基本相似，每 4 小时为 8 ~ 15 毫升；2 ~ 3 周内，从下午 2 时至 6 时的尿量增加，但整天的尿量节律还不明显；要在 4 周以后才明显出现与昼夜周期一致的尿量增减。

尿量的昼夜节律是内源性的，但光线的明暗周期对它具有极重要的同步作用。从盲人身上可以看到，尿量及尿钠、尿钾、尿钙、肌酐、尿酸等多种成分昼夜变动的幅度均降低，但尿量节律的变化更为明显。在挪威的北极圈内，为时 3 个月（12 月至翌年 2 月）的连续黑暗期可使正常人尿量的昼夜节律几乎消失，而尿钾的节律仍然存在。当 3 月份恢复昼夜交替时，尿量的昼夜节律重新出现。这提示光线对尿量昼夜节律的影响超过尿钾。

人体尿量的变动不仅有昼夜节律，也有年节律。在一年之中，尿量的峰值在2月中旬前后，与尿的年节律峰值时间（1月前后）较为接近。而且有证据表明，不论在睡眠期间还是在清醒状态下，尿量变动还同时具有亚日节律。在中午12时至夜晚10时的10个小时内每10分钟收集一次尿液测定，可以看到尿量有一种周期为80 ~ 133分钟的亚日节律。

尿钾、尿钠和尿渗透压也是周期完全一致的（平均每天14.4个周期），但是约相差12小时的亚日节律。

7. 体力、情绪和智力节律

一些学者认为，每个人自出生之日起，直至生命终结，其体力、情绪、智力总是周而复始地按正弦规律变化，周期分别为23天、28天和33天。每个节律又可分为两个时期，即高潮期与低潮期。在体力高潮期，就会感到体力充沛，生机勃勃；当情绪处于高潮期时，就会表现出强烈的创造力，丰富的艺术感染力，心情愉快乐观；当智力处于高潮期时，人的头脑灵敏，思维敏捷，记忆力强，具有逻辑性和解决复杂问题的能力。相反，当这个节律处于低潮期时，在体力方面容易疲劳，做事拖拉；在情绪方面往往表现为喜怒无常，烦躁，意志沮丧；在智力方面则出现注意力不易集中，健忘，判断力降低等。

高潮期与低潮期之间相互转换的日子，称为“临界日”或“危象点”。这时人的体力、情绪、智力均处于一种不稳定的状态，而容易出现差错。这种不稳定状态持续的时间包括临界日前后各一天（2 ~ 3天），或可称为“临界期”。

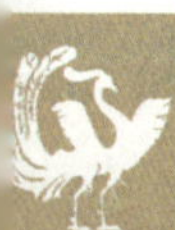

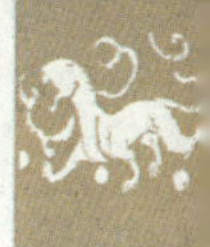

由于临界期及低潮期特别容易发生事故，近年来，国内外一些企业家及运输部门相继建立了职工生物节律监护体系，以控制和减少事故发生。

然而，需要指出的是，人体是否存在体力、情绪、智力的同周期节律，以及它们的周期是否一定就是23天、28天或33天，一直存在着激烈的争论，有的相信，有的则完全否定。

由于影响人的体力、情绪及智力的因素很多，而且发生各种事故亦是多种多样的，要得出人的“临界日”与事故发生之间的因果关系，看来还需更多的观察及直接的实验证据。目前比较肯定的，只是妇女的情绪多与月经周期有关，以及人们的体力、情绪与智力或工作效率有较显著的昼夜波动。

三、时辰养生法，《黄帝内经》养生之大成

1. 十二地支时辰养生法

以《黄帝内经》为基础，中医将十二地支作为日节律的指称，以十二地支对应划分一天的二十四个小时，每个地支与阴阳五行相关联，有着密切而严格的配属，与此相适应，一日的二十四个小时，也有着自己独有的特点。作为养生学的一个重要组成部分，我们必须深入研究，以利于我们的日常养生。

（1）子时，夜里11 ~ 1点

根据中医基础理论，子时气血归于胆经。胆与肝相似，都具有生发之性，而此时也正是阳气萌生之时。我们常说重阴必阳，那么子时就是那阴极阳初生的时刻。人身的气机，也是在子时才能生发。

子时是一天时辰中的阴中之阴，也是阳气初生的时刻，这一点点

初生的阳气，像是自然界初春的小草，富于生机和活力。但毕竟它只是类似小草，而不是郁郁大树，所以这一点点微弱的阳气是需要我们不断保护的。看看我们今天的生活状态：每天熬夜，夜总会，歌舞厅，桑拿，这本该休息的时间我们都在戕害着这微弱的阳气，实在是养生的大忌。

（2）丑时，夜里 1 ~ 3 点

根据中医基础理论，丑时气血归于肝经。为什么女子以肝为用呢，就是因为肝具有藏血的功能。肝藏血，主疏泄。那么如果在这个时候我们在休息的话，实际上就是在休养补给自己的血液，唯有血液充盛，我们才能保证身体的强健。

此时的生发之气比子时是大了一些，可依然需要保养，不可随意损害。中医基础学中有句术语为“肝为将军之官，谋略出焉”，就是说肝所生发的阳气，是要经过慎重考虑才能出去攻城拔寨的，不可贸然行事。

（3）寅时，夜里 3 ~ 5 点

根据中医基础理论，寅时气血归于肺经。肺具有宣发、肃降的生理功能。在传统医学理论中，认为肺属于“相傅之官”，也就是我们通常说的宰相，中医讲究“肺朝百脉”，人体的气血都是由肺的宣肃而承担的。

此时也是阳气的开端，是人身体各部开始由静转动的阶段，人体各部分对血、气的需求也都是在此时突然增多，这就需要我们的肺充分保证自身功能，以给其他的器官提供强有力的支持。此时作为人体“君主之官”的心脏对气血的需求尤为重要，许多心脏病患者多死于凌

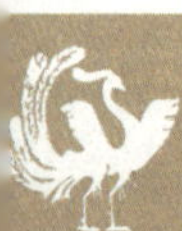

晨三四点，就是因为此时肺不能行使正常的生理功能。毕竟对于老年人来讲，体力的严重下降，器官的不断衰竭，难免很多人挺不过这一关。那我们正常人就应该在日常生活中多多注意此时的睡眠，保证气血的充分运行。

（4）卯时，早晨 5 ~ 7 点

根据中医基础理论，卯时气血归于大肠经。我们知道，好多老年人容易出现五更泄，也就是因为“肺与大肠相表里”，此时肺气充实，大肠之气也充实，大肠司大便，因而此时人往往会有如厕的行为。

对于临床医生而言，可以发现一天之中在此时死的人最多，因为此时人的血压、体温比较低，血液浓稠、流动速度缓慢，非常容易发生缺血性脑卒中。有调查报告显示，凌晨的死亡人数大约占全天死亡人数的 60%。

卯属木，与肝相配，此时津血潜藏于内，机体阴盛阳弱，人体非常需要安静休养，方能度过这由阴转阳的转折关头。

从养生保健角度出发，尤其是年老体弱、危重病人，此时绝不可轻举妄动，免得扰乱了体内生物钟的正常运转。现在有许多中老年人，常常喜欢清晨起来锻炼身体，其实这种做法既不科学又不安全，非常不利于身体的健康。

（5）辰时，上午 7 ~ 9 点

根据中医基础理论，辰时气血归于胃经。这时候人吃早餐就如同冒地而出的小草被三月的斜风细雨润泽一样必须和重要，这就好像阳气的生发要靠阴气来养，大地需要雷电的鼓荡和春雨的润泽。

上午 7 ：00 起床后，是进食早餐的最佳时间，就应该是此时，因

为辰时属阳、属土。此刻太阳升起，机体苏醒，开始进入工作状态，身体的各个部分(包括胃肠的消化吸收功能)趋于活跃与兴奋，非常适合人们起床运动、进食早餐。

（6）巳时，上午 9 ~ 11 点

根据中医基础理论，巳时气血归于心经。心为君主之官，是人体各脏腑的统帅，是神明的处所。

此时是一天中脑力活动的高峰期，因为巳时属火、属心，而心主血脉和神明，所以这时候体内气血旺盛、循环顺畅、思维敏捷。据有关研究，绝大多数人，一般都是在早上醒来后一两个小时内，达到头脑最为灵敏的阶段。因而此时人们最适合做一天中最重要的事情，尤其是脑力活动。老年人可以练书法，读报纸，做运动，以益寿延年。

（7）午时，上午 11 ~ 13 点

根据中医基础理论，午时气血归于小肠经。小肠是人体吸收营养物质最重要的器官，所以午时是补充各种营养素的最佳时期。由于午餐前后，大多数人处于紧张的工作之中，机体的新陈代谢十分旺盛，营养素的消耗量也比较大，所以午餐的摄入量，不仅应该占全天总摄热量的 45% ~ 50%，而且食品的质量要求也相当高。

此外，午时因环境气温较高，使得体表血管扩张，血液被迫向外分流，所以午餐后应注意适当休息，以保证消化器官的血液供应和营养物质的吸收，而用中医的理论来分析，午时一阴生，阴阳相接，阴阳相搏谓之神，阴阳相搏及阴阳相交，也就是中医所谓的“心肾相交”，故而要小睡片刻，以养精气神。

（8）未时，下午 13 ~ 15 点

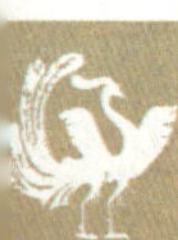

根据中医基础理论，未时气血归于脾经。脾主运化、四肢和肌肉，这一时段气血精华，上可升至大脑、外能发散于四肢，所以，未时既适合人的脑力运作，又利于人的体力运动，因而，未时是人在一天中的高质量区段。人们应该抓住这一天之中最重要的第二个时间段从事自己手头最重要的事情，既有效率，也符合养生之道。

（9）申时，下午 15 ～ 17 点

根据中医基础理论，申时气血归于膀胱经。膀胱经为足太阳之脉，其经脉的走形上额头而至巅顶。与此同时，人体的气血也易于随膀胱经而上升于头面，人的头脑就比较清醒，做事的效率就会很高。而气血的上升也容易引起头痛等症。多喝水和吃些水果，对养生很好。

（10）酉时，下午 17 ～ 19 点

根据中医基础理论，酉时气血归于肾经。此时间段的特点也同肾主封藏的特点相似，无论自然界还是人体都从此时进入秋冬的收敛收藏时机，此时人们下班回家，神倦疲惫，肾的收藏功能容易出现问题。必须注意的是酉时发低热，这有可能是肾气大伤，尤其是青春期或新婚后的男子要注意这一点。

（11）戌时，晚上 19 ～ 21 点

根据中医基础理论，戌时气血归于心包经。心包是心的外界屏障，代为心受邪。而人体的阳气也逐渐开始潜伏下来，阴气开始显露出自己强大的优势。心包经之“膻中”主喜乐，因此在这个时候人们大多会走出家门去参加各种晚间的娱乐活动。

（12）亥时，晚上 21 ～ 23 点

根据中医基础理论，亥时气血归于三焦经。所谓三焦者，决渎之官，水道出焉。其上焦如雾，中焦如权，下焦如渎，三焦将人体上下左右，前后内外联系成一个整体。根据古文字对“亥”的解释，可以知道它表示又回到初始的混沌状态，生命的轮回重又开始。

同时，亥时人体内性激素水平比较高，是一天中性欲最为旺盛的时候。此时拥有一段健康、和谐、高质量的性生活，不仅可以帮助人们减轻压力、缓解疼痛、促进睡眠，还能增强机体的免疫和内分泌功能、滋润皮肤、延缓衰老。

亥时若能适当进食一些牛奶、豆浆等，特别是富含“色氨酸”的食品，可以促进体内褪黑激素的合成与分泌，从而起到提高睡眠质量的作用。

2. 生物钟养生法——时辰养生的现代诠释

人与天地相参，与宇宙相通，自然界万事万物无时无刻不表现出自身独有的生物钟周期现象，因而人也一样。而人体的生物钟又受到各方面因素的影响，表现出不同的特点，让我们从中感悟养生的道理吧。

（1）生活中的生物钟现象

日常生活中，我们不难发现：

同在一栋办公楼里，同在一个办公室，从事同一种工作的人，他们的生物钟会随着时间的推移慢慢地同步起来，早晨上班时间、中午吃饭时间、晚上下班时间、抽烟的时间频率，等等，都会不自觉地相互趋于一致。

生活在一个家庭里的两个孩子，不管是姐妹还是兄弟，由于起居时间、生活环境、饮食习惯相同，所以他们的生物钟也容易一致。

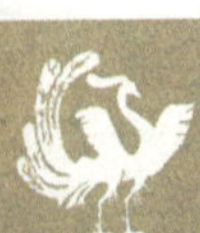

有过长时间宿舍生活的女生们都有这样的体会，她们的月经周期虽然在刚开始入住时都参差不齐，然而随着时间的推移，大家的月经周期就会渐渐靠拢。

而人体的生物钟又对阴阳的消长有着独特的反应。如女性的月经，在月经净后的阶段，雌激素逐渐增多，阴分变浓，阴主静、性沉、质重、运动速度慢，故在此阶段感到体沉肢重，人懒而发困；而月经前一阶段，雌激素水平下降，孕酮水平增高，阳性成分偏高，阴分变淡，因为阳主动、性升、质轻、运动速度快，故在这一时期，觉得身体变轻，灵活而好动，兴奋性增高。

（2）最佳时间

科学家们自从发现了人体生物钟的奥秘之后，又研究发现了如何顺应人体内部规律的生物钟养生法。

最佳起床时间：夏春季宜早起，秋冬季适当晚起，以适应天时冷热。

最佳饮水时间：起床后饮水既可补充一夜消耗的水分，又可稀释血液，有洗涤肠胃、防止血栓形成的作用。上午 10 时、下午 3 时左右饮水可补充工作流汗和排尿所散失的水分，防止人体酸性化；餐前 1 小时喝一杯水，有助于消化液分泌，促进饮食；睡前饮水，可冲淡血液，使循环通畅。

最佳用脑时间：上午 8 时大脑具有严谨的周密的思考能力，上午 10 时精力充沛，下午 2 时反应最敏感，晚上 8 时记忆力最强。

最佳工作时间：上午 10 时至下午 3 时工作效率最高。一般而言，上午适于脑力劳动，下午适于体力劳动。

最佳打针时间：一般宜选择在上午9时，此时身体对痛觉最不敏感。

最佳午休时间：人脑的活动能力在下午1时左右为最低落，故此时午睡最为适宜。

最佳锻炼时间：晨练，冬春季应在太阳上升后，驱走了寒气再去晨练。夏秋季早晨也必须在太阳出来后进行，空气清新，气候凉爽，是锻炼的良好时机。平时上午9时、下午4时以后，做健身操对健康有益，因为此时肌肉温度高，黏滞性最小，关节最灵活。

最佳减肥时间：饭后45分钟左右，以每小时4.8公里的速度散步20分钟，热量消耗最快，有利于减肥。

最佳刷牙时间：应在每餐后3分钟内进行，因为口腔内的细菌分解食物残渣中的蔗糖和淀粉产生的酸性物质，会腐蚀和溶解人的牙釉，这个过程通常在进餐3分钟后开始。

最佳吃水果时间：饭前1小时吃水果有益无害；饭后2小时吃水果其营养最容易被小肠吸收。

最佳喝牛奶时间：牛奶中含有一种成分，具有催眠、镇静的作用，因此喝牛奶的最佳时间为睡前，这样既可补充营养，又有利于安眠入睡。

最佳睡眠时间：人体生物钟在晚上10～11时出现一次“低潮”。因此，睡眠的最佳时间应是晚上9～10点。如果晚上11时后还未入睡，那么过了12点就较难入睡了。

做到按时起床、按时用餐、按时学习或劳作、按时睡眠，养成按时作息的习惯，提高生命质量，长期坚持，大有裨益。

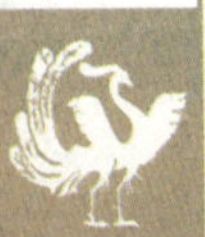

（3）如何运用生物钟养生

虽然《黄帝内经》向我们提出了“生物钟”养生这一大有裨益的养生方法，然而在日常的养生中又该怎样去做才能真正实现所谓的“生物钟”养生呢？

①顺应生物钟：即人的一切活动要与生物钟的运转“合拍”，“同步”。

我们知道，大脑皮质是人体各种生理活动的最高调节器官，它的基本活动方式便是条件反射。人们长期定时地从事某项活动，便会建立良性的条件反射，称为“动力定型”。它一旦形成，便有预见性和适应性，这对保证健康和提高活动效率十分重要。例如，按时工作、按时起居习惯的养成可保证全天精力充沛，不易生病；定时进餐的习惯使消化腺到时候便会自动分泌；每天在固定的时间学习和钻研某一内容，日子久了，效率便特别高，从而形成了自己的“创作高潮期”或“记忆高潮期”；每天定时大便，对预防便秘比吃任何药都好；甚至每天定时洗漱、洗澡等都可形成“动力定型”，从而使生物钟“准点”。

值得注意的是，已形成的“动力定型”不要随意打乱。老年人尤其不要打乱已养成的生活习惯。欧美名酒威士忌的商标是一长寿老人的头像，叫托马斯·伯尔，他活了152岁零9个月。

当时的英国国王查理一世想见见这位难得的老人，派人从家乡（什罗普郡）把他请至皇宫，尽情吃喝玩乐。这种生活规律的骤然改变竟使这位高寿老人在一周内死去。

②保养生物钟：生物钟的运转可受到许多因素的干扰而紊乱，因此必须克服这些因素以“保养”它。

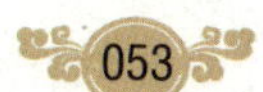

例如，生气可使脉搏、心跳、呼吸加快，出现所谓气得发抖；急躁则使肾上腺素分泌增加，不仅容易引发越轨行动，即所谓气头上的意气用事，而且还会出现身体损害，如中枢神经紧张、血压升高、气得头痛头晕等现象；忧伤过度会造成消化液分泌减少，以致伤心气得吃不下饭。这些都严重地影响了生物钟的正常运转，所以要尽量控制不良情绪。另外，狂喜、恐惧、嫉妒、说谎、多疑、怨悔、憎恨等都应尽量避免。尤其是老年人的“心理衰老”认为自己不中用了，过多地期望照顾、同情或有“等死”思想等，都是老年人的大忌，易引起生物钟紊乱。

已有研究证实，人体有 100 多个生物钟协调人生的运转，因此，要善于发现自身的这些节律，多建立些“动力定型”，持久地顺应它、保养它，以达健康长寿之目的。

四、睡眠养生枕与梦

一个人如果 7 天只喝水不进食，那么他还可以存活。但是，如果不睡眠，那他就只能活 4 天。由此可见，睡眠对于人体是十分重要的。在生活节奏日益加快的今天，对很多人来说，睡眠已经成为一种奢侈的行为。我们的健康长寿面临着巨大的挑战。

中医睡眠理论从唯物的形神论出发，认为人的睡眠与清醒是阴阳动态平衡的一种状态，它包括以下两方面内容。

①昼夜阴阳消长决定人体睡眠与觉醒。自然界在阴阳变化中表现为昼夜的交替出现，而人与自然相适应，由此人也顺应自然而出现了睡眠和觉醒。

②营卫运行决定睡眠。《黄帝内经》认为人的睡眠是以营气和卫气

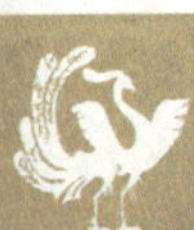

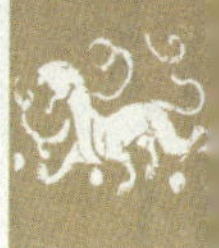

为基础的，人的睡眠和觉醒是受心神指使的。

1. 睡眠的作用

长沙马王堆出土医书《十问》中说：“夫卧非徒生民之事也，举凫、雁、肃霜（鹔鹴）、蛇檀（鳝）、鱼鳖、耎（蠕）动之徒，胥（须）食而生者，胥卧而成也……。故一昔（夕）不卧，百日不复”。主张“道者静卧”。可见，不仅人需要睡眠，任何生物都离不开睡眠。没有适当睡眠，就无法维持生命其他活动。历代道、儒、佛、医诸家对睡眠皆有很多论述，睡眠对长寿的意义是任何其他方式都难以取代的，它的作用可概括为以下五个方面。

（1）消除疲劳

睡眠是消除身体疲劳的主要形式。睡眠时，人体精气神皆内守于五脏，五体安舒，气血和调，体温、心率、血压下降，呼吸及内分泌明显减少，从而使代谢率降低，体力得以恢复。

（2）保护大脑

睡眠不足者，表现为烦躁、激动或精神萎靡、注意力分散、记忆减退等精神神经症状，长期缺眠则会导致幻觉。因此，睡眠有利于保护大脑。此外，大脑在睡眠状态中耗氧量大大减少，利于脑细胞能量贮存，可以恢复精力，提高脑力效率。

（3）增强免疫

睡眠不仅是智力和体力的再创造过程，而且还是疾病康复的重要手段。睡眠时能产生更多的抗原抗体，增强了机体抵抗力，睡眠还使各组织器官自我修复加快。现代医学常常把睡眠作为一种治疗手段，用来医治顽固性疼痛及精神病等。

（4）促进发育

睡眠与儿童生长发育有密切相关。婴幼儿在出生后相当长时期内，大脑继续发育，需要更多的睡眠。婴儿睡眠中有一半是快动眼睡眠期（REM），而早产儿REM可达80%，说明他们的大脑尚未成熟。儿童生长速度在睡眠状态下增快，因为在慢波睡眠期血浆中生长激素可持续数小时维持在较高水平，故要使儿童身高增长，就应当保证足够的睡眠时间和睡眠质量。

（5）利于美容

睡眠对皮肤健美有很大影响。甜蜜地熟睡可使第二天皮肤光滑，眼睛有神，面容滋润，而由于精神创伤、疲劳过度及其他不良习惯造成的睡眠不足或失眠则会颜面憔悴，毛发枯槁，皮肤出现细碎皱纹。由于睡眠过程中，皮肤表面分泌和清除过程加强，毛细血管循环增多，加快了皮肤的再生。所以说，睡眠是皮肤美容的基本保证。

2.《黄帝内经》论睡眠的自律特性

睡眠是人类在漫长进化过程中形成的生命节律，体现了天人合一规律。睡眠与觉醒本质上是一种生理韵律，是人类在长期进化过程中形成的、与宇宙自然昼夜周期同步的生命活动，并有体内适应机制。《素问·四气调神大论》从人源于天地角度说，这是“以从其根”“与万物沉浮于生长之门”。这里的“根”就是人类赖以生存的依据。《灵枢·卫气行》还具体描述了人之寤寐与天体运行阴阳相应的机制，即“天周二十八宿，……房昴为纬，虚张为经。是故房至毕为阳，昴至心为阴。阳主昼，阴主夜。”此论昼夜交替的天文学原理，而人体卫气与之相应出入，以成寤寐转换：“故卫气之行，一日一夜五十周于身，昼

日行於阳二十五周，夜行於阴二十五周。”《灵枢·营卫生会》则说，“气至阳而起”即寤，“至阴而止”即寐，并称这是人“与天地同纪”。

人的睡眠、觉醒节律与大自然昼夜交替周期相应的理论，其生理意义在于，地球自转形成的昼夜交替是生物自然环境中最明显而又稳定的变化，它制约生物生存方式。“日出而作，日落而息”，是人类为生存而形成的生活、生产模式。昼日光照充足，万物生动，人为食物而劳作，劳作既消耗能量、又要抗御外来的各种邪气，故需要生理机能亢奋；与之相反，夜晚阴暗消索，万物静藏，人无所为而睡眠，睡眠是休养生息、恢复体力、储备能量的基本方式，生理机能则处于相对抑制状态。如此则形成人类重要的自律节律—寤寐交替。据研究，人类个体多种生理、生化活动都有昼夜差异，综合这些差异说明睡眠是人体适应自然界昼夜节律的整体生理反应。

《黄帝内经》“天人合一”的睡眠理论，充分体现了人与自然和谐的生理观，并以入夜不寐与当寤嗜卧作为病征之一，故《素问·太阴阳明论》以“不时卧”为邪人阳分六腑之病征，《灵枢·经脉》肾脉所生病有嗜卧之症；还以睡眠情况判断生理性衰老的征象，如《灵枢·营卫生会》以“老人之不夜瞑”为营卫衰，“少壮之人不昼瞑”为气血盛；以保证与时同步的睡眠作为养生的重要内容，如《素问·上古天真论》“起居有常”，《素问·四气调神大论》并列出春三月“夜卧早起”，夏三月“晚卧早起”，秋三月“早卧早起”，冬三月“早卧晚起”作为四季睡眠的常规。

3.《黄帝内经》对睡眠障碍的认识

《黄帝内经》中认为，睡眠障碍是睡眠活动中神、气、精各环节失

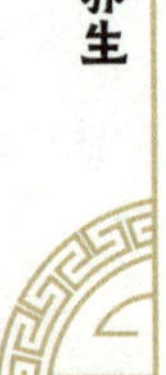

调的表现，具有不同的证机特点和深浅层次。

（1）神志不和

一是心神亦起主导作用。情绪节宣失当、思虑深作不息等都使心神卷舒失当而失眠或多睡。同时意志也通过心神发挥作用，意志消极者多睡，常熬夜者多失眠。二是魂魄发挥基础作用。气质激扬者魂魄易动难静，沉抑者易静难动；智敏者神速易亢，浑浊者神迟难奋。凡此平素睡眠即有别，况有事则各归其类。若同时心神失调亦通过魂魄动静张敛、离合出入失序，影响睡眠。

神志不和之睡眠障碍多轻微而属生理性，常不作为病证；又有其基础性质，精气病变通过神志导致睡眠障碍。如果睡眠障碍只在神志层面内，并伴神明错乱则属神志病症。

（2）气扰神乱

这是最常见的睡眠障碍，可概括为阴阳盛衰失常。古代以营卫阴阳出入障碍说理，如《大惑》“卫气不得入于阴，常留于阳，阳跷盛，阳气盛，阴气虚而不得卧；肠胃大而皮肤湿（涩），分肉不解，卫气留于阴，阴跷满，不得行于阳则阳气虚而多卧。”《太阴阳明论》“犯贼风虚邪者，阳受之，入六腑，身热不时卧。”《热论》“伤寒二日阳明受之不得卧。”《逆调论》“阳明之气逆得胃不和则卧不安。”《经脉》“足少阴脉主肾所生病嗜卧。”

现代临床多以阴精阳气的盛衰立论。阴盛者以寒盛，痰浊，淤血阻滞为多；阳虚者阴盛，阳虚者痰盛，又气虚乃阳虚之渐；病在脾肺肾，以嗜睡为主。阳盛者热盛、火亢，痰火扰动为多；阴虚者阳亢，又多兼痰火；病在心肝肾，以失眠为主。

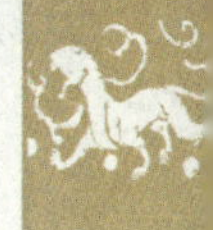

（3）精衰神败

病深精衰之睡眠障碍，多出现在病变后期，无论外感、内伤均可至此。精衰者气亡，魂离魄散，神不守舍，如《玉机真脏论》“大骨枯槁、大肉陷下”，《本神》“破月囷脱肉、毛悴色夭”，等总见精神恍惚，似睡非眠，似醒如痴，或在弥留之际。

睡眠障碍是生命活动失序的反应，具有指示机体失调信号的意义。而睡眠障碍又因其失天人之和，减弱生机。故不寐耗阴，嗜睡遏阳，不仅使社会工作能力与适应自然能力降低，也使机体身心不适，引发或加重病症。

《黄帝内经》研读小“插件”——睡眠障碍的主要临床病症

睡眠障碍的主要临床病症

（1）失眠

失眠大多属于神的层面。一是一过性心神受扰，不能主动内敛，魂魄受制，难以幽潜所致，治在平和心态。二是剧烈、长久的情思扰动而使神奋张，难以入舍于心，魂魄受激，常处于混乱状态，令其幽潜不能，故经常不寐；如魂魄受激引起扰动超越自调之限，则感觉失常、运动失制，反向心神输出幻觉信息，使心神判断失误，致使思维、感情、行为乖戾，也会使寤寐颠倒或长久不寐。

气的层面中的气化失序，与睡眠关系最为密切。《黄帝内经》以卫气留于阳不入于阴为论，后世以阳盛阴虚为论。或外邪阳热盛，或内伤气之有余为火，诸郁阻滞化火，或阴虚制约不足而阳虚性亢奋，均可通过气神沟通界面，使心神魂魄不能内敛而失眠。

精衰之失眠，属于生理自然的多见于老年人，如《营卫生会》老人之不夜瞑，属于病理的很少独为主症，即便有也是其他症状不显，多见于机体反应性差的严重病变，故其特点是精神恍惚，目不瞑而频现幻觉。

失眠症与各种病症中的失眠，区别在于失眠是否为惟一的主证，或因失眠导致、影响其他病症。治疗应当有主治失眠或他病的区别。

（2）嗜睡

嗜睡总属心神不能应时外张，魂魄沉溺于内，以致寐而不寤的病症。究其原因与机理，主要是阳气虚馁、阴浊阻滞，但在外感病或内伤病中也常见热邪壅遏、机枢不利，致使阳气不能振奋而嗜睡者，其特点必是卧寐不安。

嗜睡见于大病后者，多气虚懒卧；见于病症危重者，是精气衰竭，神败难振。

（3）梦寐不宁

寐中多梦，因梦不能安卧，常见梦为梦魇、梦惊、梦呓、梦交等。一般以不快梦境反复出现，醒后身心不适为诊断依据。

梦之所生，在于寐后魂不安舍，魂不安多因内外刺激体中之魄，魂有所感而受扰，魂魄分离，魄静而魂动也。内刺激与生理或病理状态有关，也可因白天的情思经历之痕迹有所忆起而使魂不安宁而梦。究其机理，前者不外乎是脏腑经络营卫气血微浅失调的反应，《脉要精微论》及《淫邪做梦》有所论述，后世临床也有所总结；后者则反映强烈精神感受或刻意的情思郁结，并常影响气机，也与人格气质及体质有关。

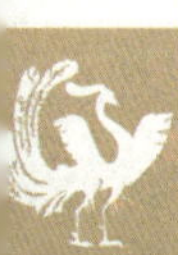

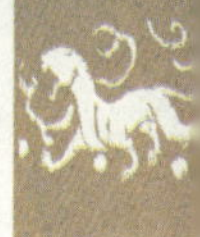

（4）睡行症

入寐后虽然心神内敛，意识潜而不张，但魂魄不宁，相为颠倒，魄激而形动，故睡中起坐或行走而不自知，醒后亦不能回忆；并非意识下的魂魄活动，故无“形开”，多无感知，或仅有表浅感知。其原因是内外结合，内在于素体虚实所致魂魄失和，外在于惊恐劳碌等，常见于少儿神志发育不全者，亦可发生在成人身上。

4. 睡眠的方法

养身三大事，一睡眠，二便利，三饮食，其余起居、服装等皆是辅助。三事中睡眠第一。然胃内不和者，夜眠不安，故以通便利为第二。而饮食无节，饥饱过度者，肠胃必受伤，而营养日减。睡以安神为主，神以心安为主，应配合年龄，壮年至多七小时至八小时，多睡则智昏头晕眼红胀，四肢疲软，童年必睡足八小时，或过九小时勿碍，老人或病人至多六小时。在睡眠中应注意：

第一，睡眠宜早。

勿过十时，老年人以八时为正，勿过九时。凡交十一时，为阳生时，属肾，此时失眠，肾水必亏，心肾相连，水亏则火旺，最易伤神。千万勿以安眠药片助睡。

第二，枕上切忌思索计算未来事。

睡时宜一切不思，鼻息调匀，自己静听其气，由粗而细，由细而微细而息。视此身如无物，或如糖入于水，化为乌有，自然睡着。

第三，如有思想，不能安着，切勿在枕上转侧思虑，此最耗神，可坐起一时再睡。

第四，如在午时，即上午十一点至一点，为阴生之时，属心，此时如不能睡，可静坐一刻钟，闭目养神，则心气强。凡有心脏病者切宜注意，每日于此二时注意，则元气日强，无心跳腹泻或小便频速之病。

第五，夏日起宜早，冬日起宜迟。居北方宜防寒气，如在粤桂等省，早起防山岚瘴气中病。食后勿仰天睡，早起如在寅时三点至五点，此时切忌郁怒，必损肺伤肝，万望注意。

（1）不可贪睡

《黄帝内经》中就有“早睡早起”，“久卧伤气”的告诫，因而睡眠不足对身体有害，但同样睡眠过多也有害。俗话说：“抠成的疮，睡成的病。”睡眠过多，身体各项机能呆滞、久之必致病。

有的人爱睡懒觉，尤其是在春季，早晨舍不得离开那暖烘烘的被窝。殊不知，睡懒觉对身体健康是不利的。易引起惰性。早晨恋床不起的人，“觉”是睡不好的，往往躺在床上东想西猜，忧心忡忡。从生理上来看，肌体经过一夜的时间，基础代谢率处于最低水平。若早晨恋床，此时脑组织要消耗大量的氧、葡萄糖、氨基酸等大脑能源物质。这样会引起大脑营养不足、乏力、精神萎靡等，久之使人懒散，产生惰性。

对呼吸系统不利。由于夜间睡觉关闭门窗，早晨卧室内空气混浊，二氧化碳、一氧化碳、粉尘微粒等有害物质以及病原微生物的含量增加。此时若闭门窗贪睡，无疑会受污浊空气的影响，对感冒、咳嗽、支气管哮喘等呼吸系统疾患的发生发展起着推波助澜的作用。

影响免疫功能。人体免疫功能动则盛，静则衰。即使是罹患某些疾病的人，勤于锻炼（尤其是晨练），亦可使免疫功能得到有效地调节

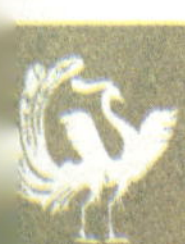
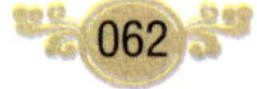

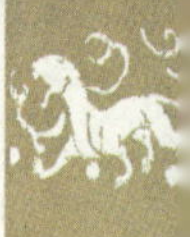

和改善，进而有助于康复。而有睡懒觉习惯的人，机体往往得不到锻炼，久而久之会使免疫功能下降。

搞乱生物钟。饮食起居有规律，讲究生活节奏的人，体内多种激素、酶等生物活性物质的分泌量协调而相对均衡，具有一定的节律性，有利于健康。而起居不规则、经常睡懒觉的人，会使这种节律性发生紊乱，从而影响各器官、系统的正常工作。

（2）春天午睡的方法

春暖花开，春困袭人。科学午睡既可解决“困”，消除疲乏，使精力充沛，还有助于增强免疫力和保持愉快的心境。

午睡的最好方式是卧床小睡，周身放松，以更衣侧睡为佳，时间半小时就够了，最多不要超过一小时。倘若一时睡不着也不要紧，闭上眼睛，摒弃杂念，静卧半小时，亦能收到午休的效果。

随着科学的发展，午睡的方式亦相应改变。近年来，有科学家提出改饭后午睡为饭前午睡。因为，传统的饭后午睡，饱胀难眠，影响午睡的质量，醒来后反而觉得头昏脑涨，四肢乏力，周身酸懒，给下午的工作和学习带来不利影响。有研究认为：饭前午睡半小时，比饭后午睡两小时更能有效消除疲劳，并可大大提高下午的工作与学习效率。饭前午睡的方法，是下班或放学之后，吃点水果，或喝杯牛奶，随即午睡半小时，再起床就餐。

有人伏案午睡，这习惯不好。因为，伏案午睡有两大弊端：一是对眼睛有害。午睡后出现暂时性视力模糊，就是伏案时眼球被压迫，引起角膜变形、弧度改变的结果。长时间伏案睡眠，会使视力受损。二是伏案睡觉压迫胸部，影响呼吸，加重心脏负担；同时，也会因头

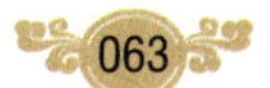

部压迫双臂，影响血液循环和神经传导，导致手臂麻木、刺痛现象。另外，坐得时间久了，还会导致头部缺氧，出现生理性的一时“脑贫血”，产生头晕、耳鸣、腿软、乏力等症状。因此，有伏案午睡习惯一定得改正。

（3）春季睡眠“八忌”

睡眠是人们恢复体力，保证健康，增强机体免疫力的一个重要手段。春季气候回暖，人们睡眠的气象条件大为改善，但如果不适当加以注意，睡眠质量将会大受影响。所以，秋季睡眠应该注意以下几个方面。

①忌睡前进食。

这将会增加肠胃负担，易造成消化不良，有害身体，还会影响入睡。睡前如实在太饿，可少量进食，休息一会儿再睡。

②忌饮茶。

茶中的咖啡碱能刺激中枢神经系统，引起兴奋，睡前饮过浓的茶会因之而难以入睡，饮用过多的茶会使夜间尿频，影响睡眠。

③忌睡前情绪激动。

睡前情感起伏会引起气血的紊乱，导致失眠，还会对身体造成损害。所以睡前应力戒忧愁焦虑或情绪激动，特别是不宜大动肝火。

④忌睡前过度娱乐。

睡前如果进行过度娱乐活动，尤其是长时间紧张刺激的活动，会使人的神经持续兴奋，使人难以入睡。

⑤睡时忌多言谈。

卧躺时过多说话易伤肺气，也会使人精神兴奋，影响入睡。

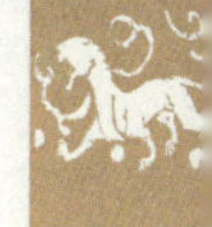

⑥睡时忌掩面。

睡时用被捂住面部会使人呼吸困难，身体会因之而缺氧，对身体健康极为不利。

⑦睡时忌张口。

睡觉闭口是保养元气的最好方法。如果张大嘴巴呼吸，吸入的冷空气和灰尘会伤及肺脏，胃也会因之而着凉。

⑧睡时忌吹风。

人体在睡眠状态下对环境变化适应能力降低，易于受风邪的侵袭。故在睡眠时要注意保暖，切不可让风直吹。

5. 枕中养生

传统中医学认为，人的头颈处经脉网罗密布，穴位庞杂。久卧药枕，利用睡眠时头部的温度，促使药物的有效成分散发出来，缓慢持久地刺激经穴，可达到防病治病的目的。

我国古代佛家和道家都有卧药枕的传统。唐代义净和尚介绍过僧侣常用的药枕——枕囊。这是一种用帛或布缝制的直袋，内填毛麻、棉絮、软叶、干苔、决明子、麻豆等物。卧枕囊不仅柔软舒适，又可收到明目之功效。

道家使用的药枕别具一格。据记载，古代道家使用的药枕有磁石枕及柏木枕两种。磁石枕是将磁石镶嵌在木枕上制成的，常枕可以明目益睛。柏木枕用柏木板制成，四壁留有120个小孔，内装当归、川芎、防风、白芷、丹皮、菊花等32味药物，外套布套，药味缓慢散出。据说，枕过100天便会面有光泽；枕过一年，体中风疾会自然痊愈。

药枕也为历代文人墨客推崇。史载，唐代流行卧“枕帏”的风俗。

枕帏是将香花缝入布囊中的枕头。宋代文学家黄庭坚在诗中写道："名字因壶酒，风流付枕帏"；"风流彻骨成春酒，梦寐宜人入枕囊"。元代文学家马祖常也赞美道："半夜归心三径远，一囊秋色四屏香。"

以菊花晒干作枕芯称为"菊枕"，为民间常用药枕之一。宋代陈元靓说："（民间）常以九月九日取菊花作枕头。大多能去头风，明眼目。"清代慈禧太后每到秋菊怒放，总要命人摘取大朵菊花，撕出花瓣晒干揉碎，填进布袋充作枕芯。古人喜用菊枕，取其清热疏风、益肝明目、抗感染等特性，通过所含微量龙脑、樟脑、菊油环酮挥发"药气"，刺激头颈皮肤，起到"通关窍，利滞气"作用，促进神经、肌肉与关节功能协调，收到解痛祛病效果。民间作菊枕时，通常还加入少量川芎、丹皮、白芷等。这三味中药有活血行气、清热凉血、燥湿止痛、祛风解表、活血散瘀的功效。它们与菊花配伍，有加强药力之作用。

菊枕还可治头晕眼花，夜晚催人酣睡，翌晨起床神清目明。故民谚有云："菊枕常年置头下，老来身轻眼不花。"

6. 梦与养生

梦是人的第二精神世界。做梦不仅对脑功能的恢复有益，有助于脑中枢神经的发育，而且可以为大脑神经提供一种经常性有益的刺激，使中枢神经系统调整到一种状态，以防止大脑神经在夜间停止活动而丧失了功能，并使大脑里的信息得到重新清理。

梦对人们的利害关系，如同亲情和健康一样重要。当它存在时，人们似乎还不以为然，可是梦一旦被剥夺了，人体就会出现许多不适的反应，如紧张、焦虑、易怒、记忆障碍，甚至会出现幻觉和定向障

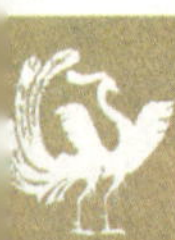

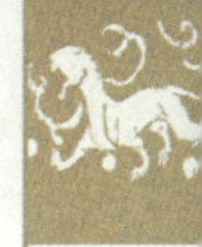

碍等症状。

梦，是人们工作和生活的继续。人们做梦无不与他们的思想、感情、性格、境遇等有密切联系。这些色彩鲜明的影像、光怪陆离的景况，把人们带到了一个几乎摆脱了严格的逻辑规律所制约的奇异世界里，从而极大地丰富了人类的精神生活。俗话说："日有所思，夜有所梦。"由此亦可使我们认识到，充实的思想、崇高的情操、愉快的心情、规律的生活，则会让人们做一些既有意义而又有利于健康的梦；而思想的空虚、情感的贫乏、精神的颓废、生活的混乱，则会让人们做一些毫无意义又有害于健康的梦。

人体患病时也可出现梦的改变，梦与疾病有着一定的联系。认识这一点，对于了解自身情况、制定防治疾病计划，具有重要意义。

梦有时可以预见疾病。大概是由于人在睡眠的时候比醒着的时候更容易接受体内的微小刺激，而且不经过大脑皮层细胞的分析就向其他部位传递。这样，那些还没有令人感觉到的微弱的疾病信号，在睡梦中便引起了大脑相应部位的兴奋而扩散到视觉部分，于是一个与疾病有关的梦境就出现了。一个人如果反复做某个内容大致相同的梦，往往是一种疾病的先兆，可以帮助人们了解病情。

经常有人诉说："昨晚没休息好，做了一夜的梦。"仿佛梦真的耽误了休息，以致白天工作学习精力不足。其实，这种看法是错误的。

做梦并能回忆梦境并不是睡眠不深的标志，也不能说做了梦就是夜间没有睡好。梦感则是醒后对梦中的某些情节的回忆，与情绪因素和性格特点有关。因为不管你有无梦的回忆和梦感，每天晚上都必定要做四五回梦，说整夜做梦有些夸张，没有做梦也不现实。

那么，为何有那么多人诉说“整夜做梦或梦多”呢？

一是与对梦的认识有关。许多人不了解睡眠的周期交替变化、梦在睡眠中的地位、梦在生理上的作用以及梦与梦感的区别，对梦有恐惧感，认为做梦影响了睡眠。

二是与人的情绪状态有关。许多人对情绪障碍缺乏认识，不认为是病，过分注重情绪障碍伴发的失眠、多梦、疼痛等症状，但又不知道如何调节和改善自己的情绪。

三是认为做梦影响健康。对自己的健康过分担心，太在意自己的梦感，从而形成了恶性循环。

四是梦感不同。每个人的梦感是不一样的，即使同一个人在不同的时期，功能状态也有区别，有时感到梦多，有时感到梦少。

总之，失眠和梦感没有必然的联系。

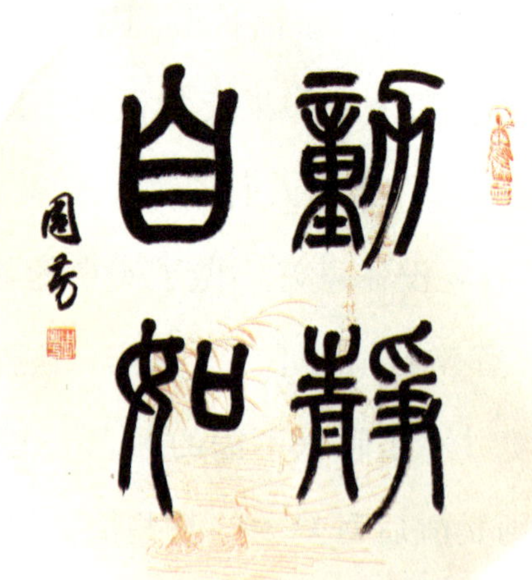

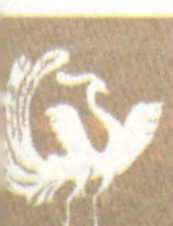

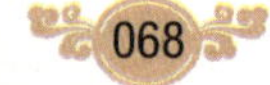

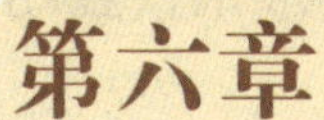

第六章

二十四节气话养生

《黄帝内经》中对四季节气作了较为详细的描述，每个节气都有其独特的特点，那么在养生之中，我们也应该顺应这些特点，来更好地实现养生的目的。

1. 大寒至春分时候

气候特点：风气当令，气候温暖。

易患疾病：风病、肝病、脾病及温病。

养生原则：养肝调肝、治疗肝病。

注意点：避免伤风，虚邪贼风要避开，多保护肝脏。常吃枸杞及酸味果菜。

2. 春分至小满时候

气候特点：温热之气当令，气候温热。

易患疾病：温病、心病及肝病。

养生原则：调养心气、肝气，治好心病、肝病。

注意点：祛寒就温，多保护心脏及肝脏，常吃莲子、百合、麦冬、小枣、小米粥等养心之品。

3. 小满至大暑时候

气候特点：火热之气当令，气候炎热。

易患疾病：热病、火病及心病。

养生原则：保护心脏、治好心病。

注意点：常以竹叶、麦冬泡水饮或喝苦丁茶。

4. 大暑至秋分时候

气候特点：湿气主时，气候湿热。

易患疾病：湿病、脾病及肾病。

养生原则：养脾调脾、治疗脾病。

注意点：不要久处湿地，居室及办公室要多开窗，常吃健脾燥湿之品，如薏米、白扁豆；芳香化湿之品如藿香、佩兰、薄荷等。

5. 秋分至小雪时候

气候特点：燥气主时，气候干燥。

易患疾病：燥病、肺病和肝病。

养生原则：调养肺脏、治疗肺病。

注意点：多喝水，室内可洒一些清水。保护肺脏，可常吃润肺生津之品，如杏仁、百合、银耳、各种水果。

6. 小雪至大寒时候

气候特点：寒气主令，气候寒冷。

易患疾病：寒病、肾病及心病。

养生原则：调肾养肾、治疗肾病。

注意点：日常生活要避寒就温，保护肾脏，可多吃温肾益肾的食品，如枸杞、山药、狗肉、羊肉、鸡肉等，肾阳虚的可配合服金匮肾气丸，肾阴虚的则辅以六味地黄丸。

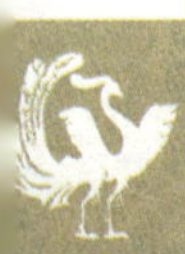
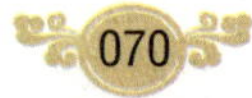

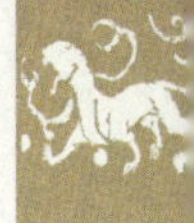

睡眠养生小故事

1. 不眠的人

由于生理因素，有的人可以少睡甚至不睡。长期不睡觉的人是不可想象的也是可怕的，但是在现实生活中也有。据一份资料介绍，西班牙的塞哥维亚市有个名叫赫苏斯·谢诺维里亚的居民，他已经整整36年不睡觉了。当他25岁时正常的睡觉需要突然遭到破坏，开始睡得越来越少，到1955年就完全不再睡觉了。他长年完全不睡觉的现象使医学专家极为惊异也大感兴趣，他们使用各种治疗手段和药物给他治疗，结果全是徒劳；整整36年，他未曾真正睡过一次。每天晚上他只是躺在床上读读书报，听听无线电广播或看看电视。尽管从不睡眠，他的体力和精神仍然很好。看起来毫无疲倦的神情，总是那么充满活力，每天做许多家务，好像从未由于自己不正常的状况而感到不舒适。至今，关于他不同凡人的现象还无法作出科学的解释。

还有，据路透社报道，孟加拉国的一名40岁男子说，他已15年没有睡过觉，但是他仍感到身体健康，精力充沛。以上只是特殊的个例。

2. 超常睡眠法

最近，国外正在研究达·芬奇睡眠法。关于达·芬奇的奥妙之一是他如何寻找时间睡觉。据说，这位艺术大师每隔4小时瞌睡约15分钟，每天只睡约1.5小时。波士顿市生理学生理节奏研究协会的研究人员克劳迪奥·斯坦皮对此进行研究后发现，这种不正常的睡眠安排时间表，确实具有生物学意义，大多数动物生来就以这种方式睡觉。在一项为期3周的研究中，一位绘画艺术家采取了这种睡眠方法，他非常喜爱这种睡法，因而自愿参加了试验。对单人海上快艇参赛者的辅助研究表明，间断性睡眠时间最短的参赛者比睡眠较长者竞赛成绩高。

斯坦皮主张，实习医生、消防队员以及需要昼夜保持注意力集中的其他人员采取这种穿插式短眠时间表，而普通人则可能睡 8 小时睡眠较合适。

3. 苏东坡睡眠之妙

宋代大文学家苏东坡一生坎坷曲折，几番大病，数度流放，可谓艰辛备尝。然而他始终通达乐观，意志弥坚，直至晚年仍精力旺盛，创作不衰。这虽有多方面因素，但与他提倡并终身坚持的睡眠“三昧”有直接关系。

苏东坡的睡眠三昧（秘诀）归纳起来有四条：

一是姿势适宜，使“四肢无一不稳定处。”屈曲右腿，伸直左腿能固肾保元，防止遗精。

二是自我按摩。睡前按摩两脚底涌泉穴各 200 ~ 300 次，很有裨益。

三是调息定心，即放松身体各个部位，去除杂念思虑，达到“四肢百骸、无不和通”，然后酣然入睡。

四是不睡懒觉，早晨起床后用手指梳头发 200 ~ 300 遍，以提神醒脑，然后再将两手搓热轻熨面部，可健身美容。

这样长期坚持下去，苏东坡的切身体会是“其美无涯”。有人把苏东坡的“三昧”归纳为四句 16 个字：“四肢运动，百虑放松，按摩适体，呼吸均融。”这种方法把意志、运动、按摩、气功融为一体，虽很简单，但确实有效，无论老弱病残，均可仿效施行。

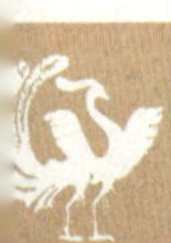

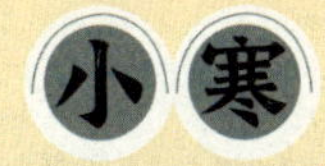

小寒

和暖补冬：小寒节气的到来，意味着天气非常寒冷，但还没有冷到极点。小寒分三候："一候雁北乡，二候鹊始巢，三候雉始鸲。"意思是说在小寒节气，大雁开始向北迁移，喜鹊开始筑巢，雉开始鸣叫。

养生知要：小寒时节，天气寒冷，除注意衣服保暖外，头部保暖很重要，如果只穿得暖和而不戴帽子，体热会从头部散去，所以外出时适合戴一顶帽子。涮羊肉火锅是一个不错的选择，俗语说"三九补一冬，来年无病痛"，说的就是冬令食羊肉调养身体的做法。吃糖炒栗子、烤白薯也成为小寒时尚，也可适当吃些鹌鹑肉、香菇、白萝卜、雪里蕻、土豆、胡萝卜、橘子、杏仁果、核桃、松子、麻糍及远志枣仁粥等。

铁皮石斛
强阴益精养胃生津平衡五脏
护肝利胆抑制肿瘤延年益寿
辛丑初夏周秀云

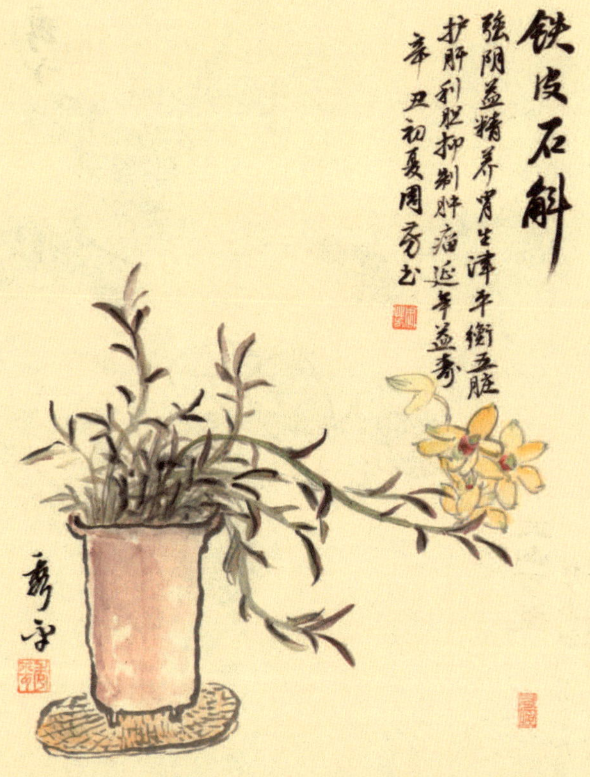

大寒

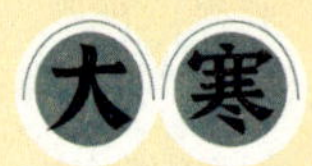

温中散寒：大寒代表天气寒冷到了极致，正值“三九”寒天，是一年中最冷的时节。大寒三候为“一候鸡始乳，二候征鸟厉疾，三候水泽腹坚”，意思是说此时可以孵小鸡了，鹰隼之类的鸟盘旋于空中寻找食物，湖泊表面的冰一直冻到水面中央了。

养生知要：大寒时节虽是由冬到春的过渡时期，但还处于冬季，起居方面仍要顺应冬季闭藏的特性，早睡晚起，多晒太阳，注意防“三寒”——防肺寒、防腰寒、防脚寒。饮食上，进补到此需要收尾，可以适当吃牛肉、羊肉、鹅肉、黄鳝、姜、枣这些偏温热性的食物，同时应逐渐适应春季舒畅、升发的特点，可适当吃些白菜、油菜、胡萝卜、菜花、菠菜、黑木耳、黑芝麻、山药、甘蔗、桂圆、红枣等味甘的食物。

天山雪莲
性大热 祛风寒 补肝肾
软化血管 降血压

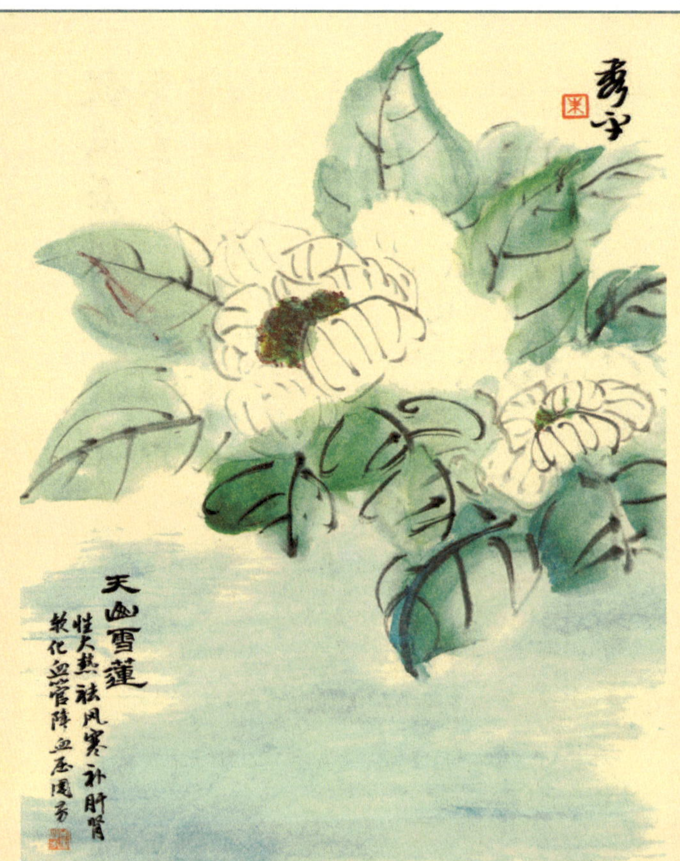

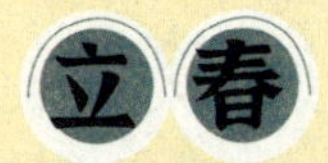

立春

补气升阳：立，是“开始”的意思；春，代表温暖、生长。立春标志着冬季已经过去，时序开始进入春季，自然界最显著的特点是万物开始有复苏的迹象。该节气的三候分别为“一候东风解冻，二候蛰虫始振，三候鱼陟负冰”，即东风送暖大地解冻、蛰居的虫类慢慢苏醒、鱼开始到水面上游动。立春过后，天气逐渐变暖，人体内的阳气也随着春天的到来而向上、向外升发。

养生知要：人们在起居、饮食、运动、补养等方面要顺应春阳升发这一特点，注意保护阳气，早睡早起，宜食用辛、甘、微温之品，如萝卜、韭菜、香菜、虾仁、红枣、蜂蜜、大枣、花生。俗语说“百草回芽，百病引发”，春天万物萌动，也易滋生细菌，所以春天应该特别注意讲卫生。

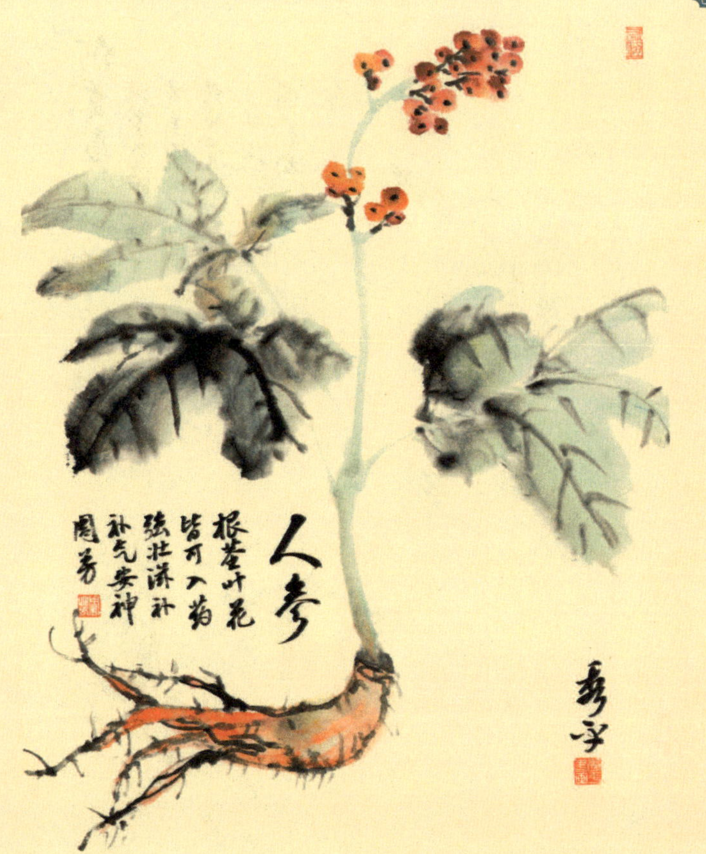

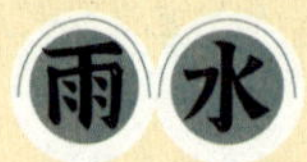

雨水

运化脾胃：雨水意味着雪渐少了、雨渐多了，但雨多以小雨或毛毛细雨为主。雨水的三候分别为“一候獭祭鱼，二候鸿雁来，三候草木萌动”，即水獭开始捕鱼、大雁开始从南方飞回北方、草木开始抽出嫩芽，从此大地渐渐呈现出一派欣欣向荣的景象。此时，北方的天气虽然不像寒冬腊月那样冷冽，但人体皮肤腠理已变得相对疏松，对风寒之邪的抵抗力有所减弱，所以还要注意“春捂”。

养生知要：雨水节气之后，降雨增多，脾脏易受寒湿之邪困扰，饮食应侧重于调养脾胃和祛风除湿，可以适当进补，宜食用大枣、菠菜、荸荠、甘蔗、茼蒿及蜂蜜枸杞粥、银耳粥、红枣粥等。

何首乌
块茎入药
有乌须发
强筋骨
之功效
周秀书

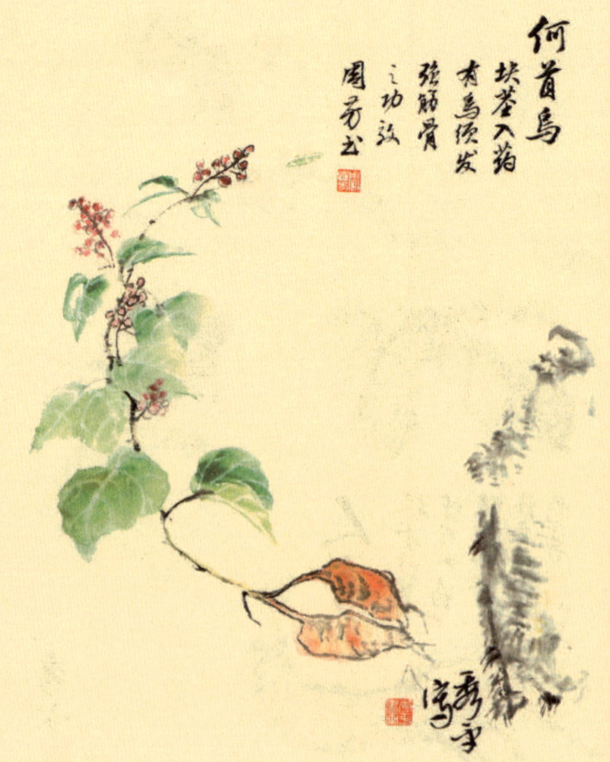

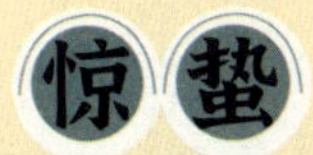

惊蛰

疏肝理气：惊蛰，意思是春雷始鸣，惊醒了蛰伏于地下过冬的动物，意味着我国大部分地区开始进入春耕时节。惊蛰有三候，“一候桃始华，二候仓庚鸣，三候鹰化为鸠”，描述的是仲春时节，桃花红、仓庚（黄鹂）叫、燕飞来的景象。中医学认为，春季人体肝气旺，是肝脏机能活动的旺盛时节，所以惊蛰养生要重视对肝脏的保养，戒暴怒、忌忧郁，保持恬静、愉悦的心态。

养生知要：多食梨子、春笋、枸杞、空心菜、水萝卜、菠菜、芹菜、瘦猪肉、鸭血等新鲜蔬菜及鸡蛋等蛋白质丰富的食物，适当吃些葱、香菜等温而发散的食物，生冷之物应少食。生梨有润肺止咳、滋阴清热的功效，民间素有“惊蛰吃梨”的说法，所以生梨可适当食用。

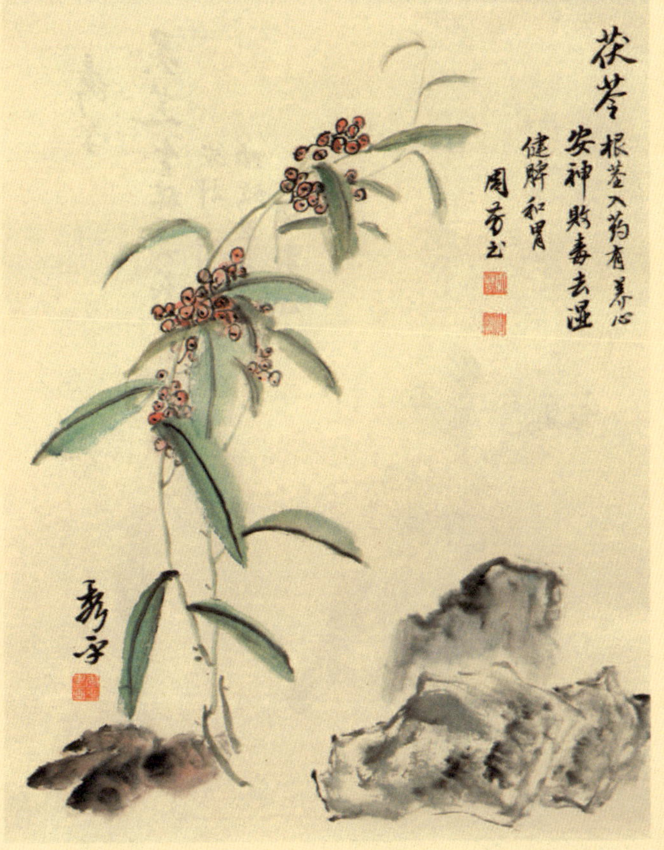

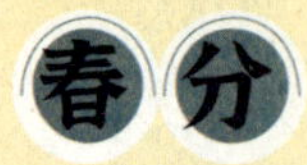

春分

阴阳互补：春分平分了春季，代表春天已经过了一半，自然中阴阳各占一半，这天昼夜相等，各为 12 小时。春分三候为“一候玄鸟至，二候雷乃发声，三候始电”，意思是春分前后，燕子从南方飞回来，接着雷鸣会出现，下雨的时候还能看到闪电。

养生知要：春分时节，日常饮食也要遵循阴阳平衡原则，讲究“调其阴阳，不足则补，有余则泻”，此时多食春笋、黄豆芽、香椿、韭菜、菠菜、野苋菜、大枣、菊花、薄荷、樱桃、草莓、桂圆等补充体内维生素和矿物质的不足，对养生大有裨益。

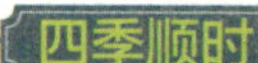

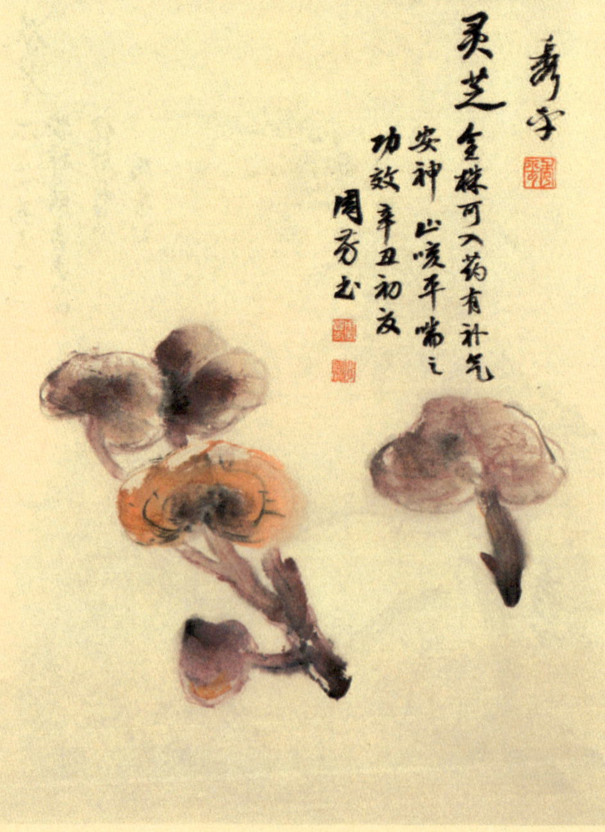

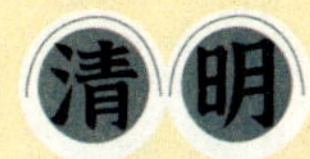

清明

养血平肝：清明既是节气，又是节日。清明节气，气清景明，春耕时宜；清明节日，扫墓祭祖，慎终追远。清明有三候，“一候桐始华，二候田鼠化为鹌，三候虹始见”，即清明来到，白桐花开了，喜爱阳气的鸟儿开始出来活动，雨后彩虹出现。此时阳光明媚、百花盛开，自然界呈现一派生机勃勃的景象。

养生知要：春季肝气旺盛，食酸易致肝气更旺，故宜清补，食甘减酸，温润阳气，如银耳、桂圆、莲子、百合、荠菜等。脾胃虚弱者少吃性寒食物，以防阳气生发受阻。清明时节，天气转暖，适合户外踏青，但细菌、病毒也易滋生，故外出应戴口罩、勤洗手、保持社交距离，防止病从口入。

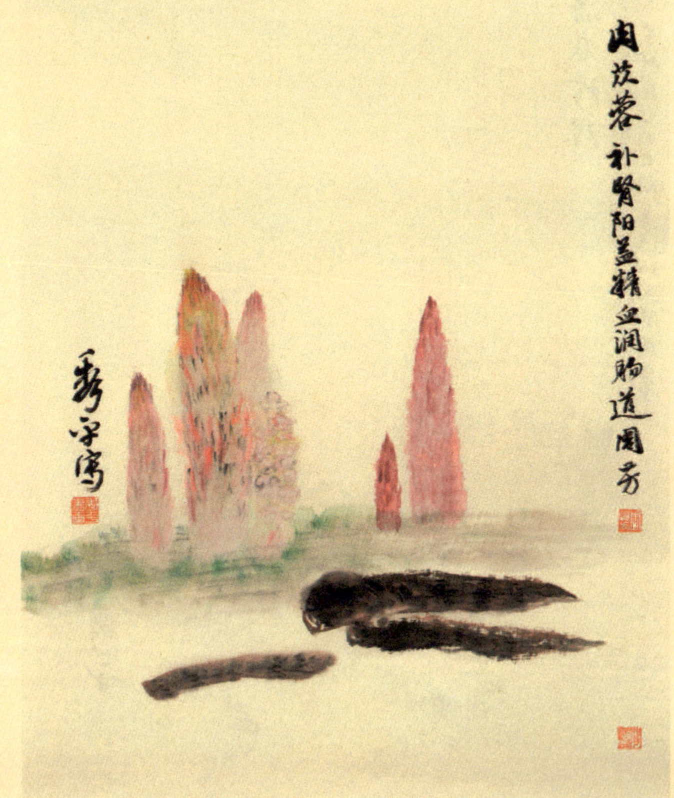

谷雨

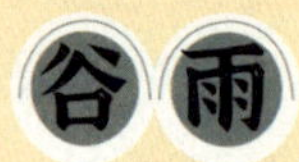

祛湿避邪：谷雨是春季的最后一个节气，谷雨取自“雨生百谷”之意，此时降水明显增加，有利于谷类作物茁壮成长。谷雨分三候，“一候萍始生，二候鸣鸠拂其羽，三候为戴胜降于桑”，是说谷雨后浮萍开始生长，接着布谷鸟提醒人们播种，然后桑树上可以见到戴胜鸟。

养生知要：谷雨过后降雨增多，空气湿度加大，要特别注意防止湿邪侵袭伤身，不要像夏天一样穿衣服，否则湿气、寒气很容易从裸露的部位进入体内，要加强保暖、多晒太阳、适当运动。如果湿邪侵入，饮食中可增加一些利水祛湿的食物，如香椿、燕麦、菠菜、蕨菜、黄豆芽、水芹菜、香菜、芒果、乌米饭。

海底珍珠
性寒入心肝经
安神定惊明目解毒祛斑润肤

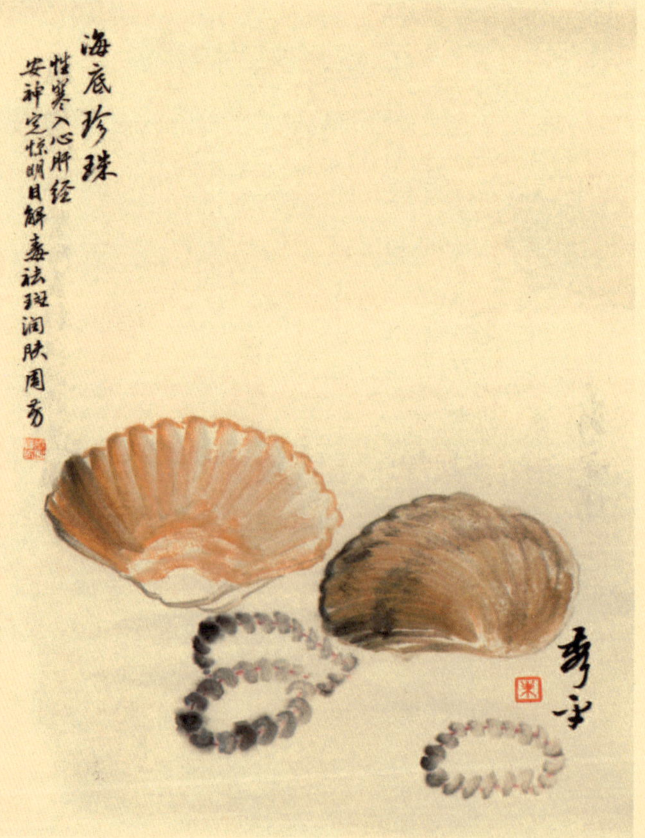

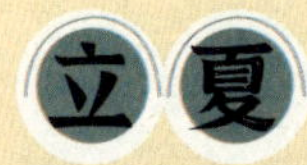

立夏

清心益气：立夏是夏季的第一个节气，立夏意味着春天结束、夏天开始，标志着万物进入生长旺季的时节。立夏三候为，“一候蝼蝈鸣，二候蚯蚓出，三候王瓜生”，说的是先听到蝼蝈鸣叫，接着看到蚯蚓掘土，然后王瓜的蔓藤开始快速攀爬生长。立夏后，日照增加，气温渐升，雷雨增多。根据传统医学理论，夏季宜养心，首先要神清气和、心情愉快，切忌暴喜、伤心。

养生知要：饮食上可多吃豆制品、鸡肉、瘦肉、章鱼、莲藕、莴苣、豌豆、大枣、鸭蛋、蜂蜜、葡萄及粗粮，为安度酷暑做准备，达到“正气充足，邪不可干”的境界。

四季顺时

冬虫夏草
全草入药
补肺益肾
止血化痰

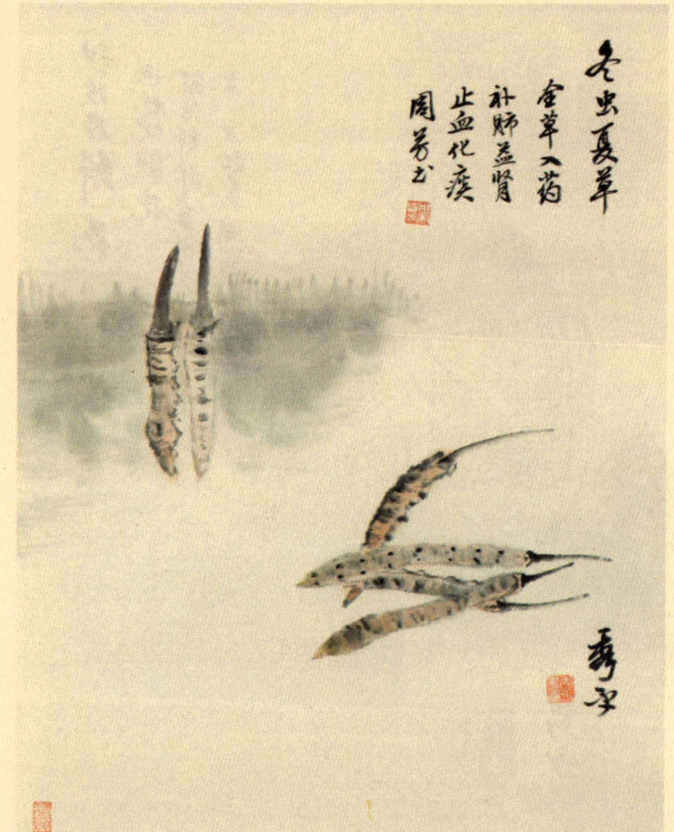

小满

清利温热：时至小满，我国南方地区雨水渐盛，江河渐满；北方地区麦类等夏熟作物籽粒开始饱满，但还没有成熟。小满三候为，“一候苦菜秀，二候靡草死，三候麦秋至”，是说小满节气后，苦菜开始枝叶繁茂，之后一些枝条细软的草类在强烈的阳光下开始枯死，接着麦子开始成熟。

养生知要：小满后天气炎热，出汗较多，雨水也较多，饮食宜清爽、清淡，可吃具有清利湿热、养阴作用的食物，如鲍鱼、鲫鱼、草鱼、鸭肉、扁豆、马齿苋、苦瓜、枸杞苗、苦菜、绿豆、冬瓜、黄瓜、黄花菜、西瓜等；少食甘肥滋腻、生湿助湿、酸涩辛辣的食物，如生葱、生蒜、生姜、茴香、韭菜、茄子、蘑菇、海鱼、虾、蟹及牛、羊、狗、鹅肉类等。起居应当顺应夏季阳消阴长的规律，早起晚睡，但要保证睡眠时间。

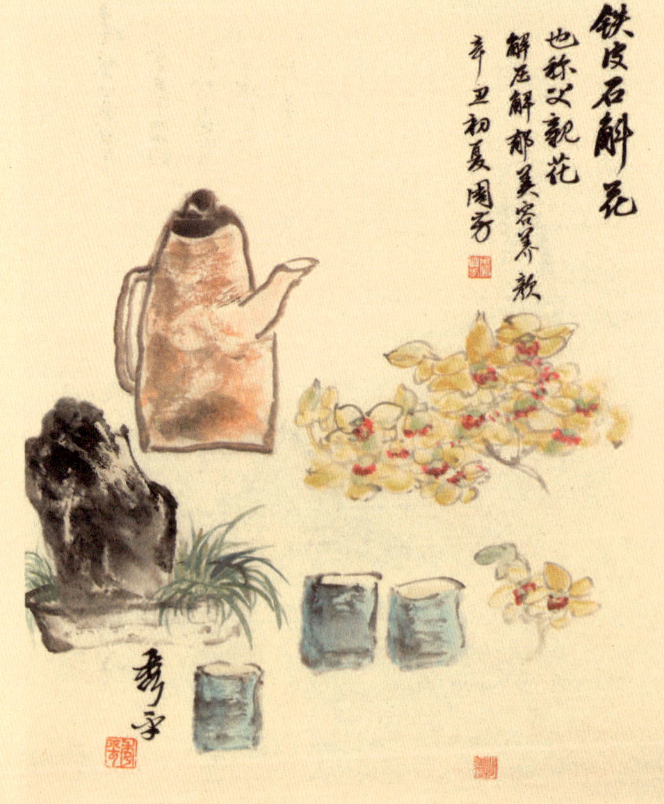

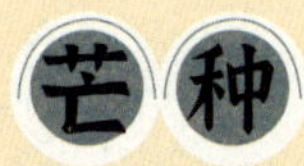

芒种

养精滋心：芒种时节气温显著升高、雨量充沛，适宜晚稻等谷类作物种植，也是北方收麦之时。芒种是一个耕种忙碌的节气，民间也称“忙种”。芒种三候为，“一候螳螂生，二候鵙始鸣，三候反舌无声”，意思是螳螂卵生出小螳螂，喜阴的伯劳鸟开始鸣叫，反舌鸟却慢慢停止鸣叫。夏季养心，芒种的养生重点在于精神调养，即保持轻松、愉快的心情，不要恼怒忧郁，要让气机得以宣畅、通泄。

养生知要：芒种时节，昼长夜短，宜晚睡早起，为了保证充足的睡眠，中午小憩一会儿是很有必要的。此时天气炎热，高温潮湿，饮食宜以清淡为主，可多食西红柿、鸡蛋、苦瓜、香菇、赤小豆、薏苡仁、莲藕、茼蒿、黄瓜、西瓜。

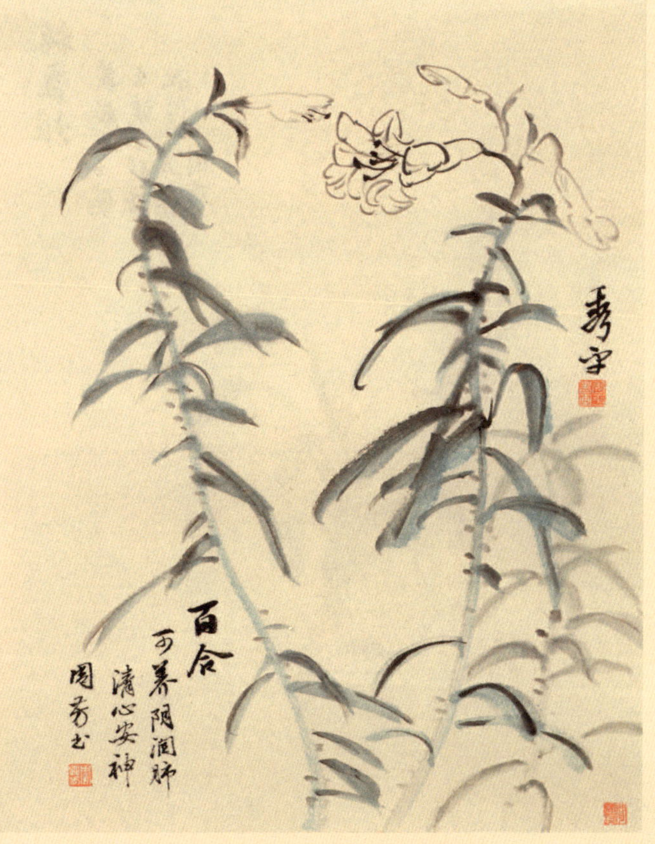

夏至

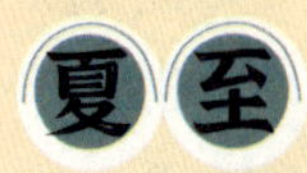

消暑排毒：夏至是盛夏的起点，意味着之后的一段时间内天气将会越来越热。夏至这天是北半球一年中白天最长夜晚最短的一天。气温高、湿度大、不时出现雷阵雨，是夏至后天气的特点。夏至三候为，“一候鹿角解，二候蝉始鸣，三候半夏生”，意思是阳性的鹿角开始脱落，雄性的知了鼓翼而鸣，喜阴的半夏开始出现。

养生知要：夏至时节，正是江淮一带的梅雨季节，在这样阴雨连绵的天气里，器物容易发霉，人体也觉得不舒服，蚊虫繁殖速度快，肠道性病菌容易滋生，这时尽量不喝生水，不吃生冷食物，防止传染病的发生和传播。宜晚睡早起，中午可以打个盹。饮食宜清淡，如鸭肉、鲫鱼、鸡肉、番茄、茄子、芹菜、芦笋、莲藕、绿豆、豆腐、豆芽、西瓜、梨、苹果，多吃点像苦瓜这种带苦味的食物，还可用清补凉汤、凉茶、酸梅汤来避暑。运动宜选择在清晨或傍晚凉爽时进行。

板蓝根
其根可入药
有清热解毒
预防感冒之功效
周秀

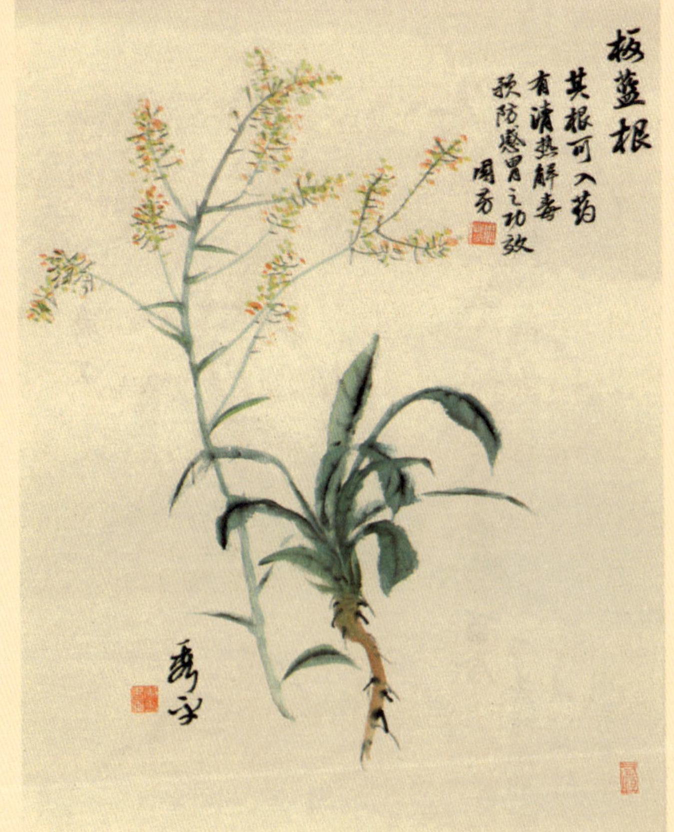

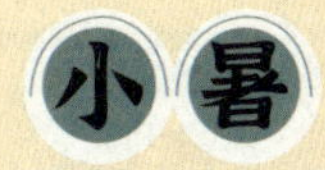

清凉淡暑：从小暑开始进入伏天，小暑为小热，还不十分热，我国多地自小暑起进入雷暴最多的时节，也是万物狂长的时节。小暑三候为，“一候温风至，二候蟋蟀居宇，三候鹰始鸷”，说的是小暑时节风中都带着热浪，蟋蟀到庭院的墙角下避暑，老鹰因地面气温太高而在清凉的高空活动。

养生知要：小暑时节天气炎热，人体消耗大，所谓“无病三分虚”，人会感到精神疲惫，所以要少动多静，可以到大自然中去散步、赏景，也可以在室内读书习字、品茶吟诗。特别是要心静，心静自然凉。饮食应以清淡为主，如莲藕粥、荷叶粥，多食绿叶菜及苦瓜、绿豆芽、丝瓜、南瓜、黄瓜等，水果以西瓜、杨梅为好。

四季顺时

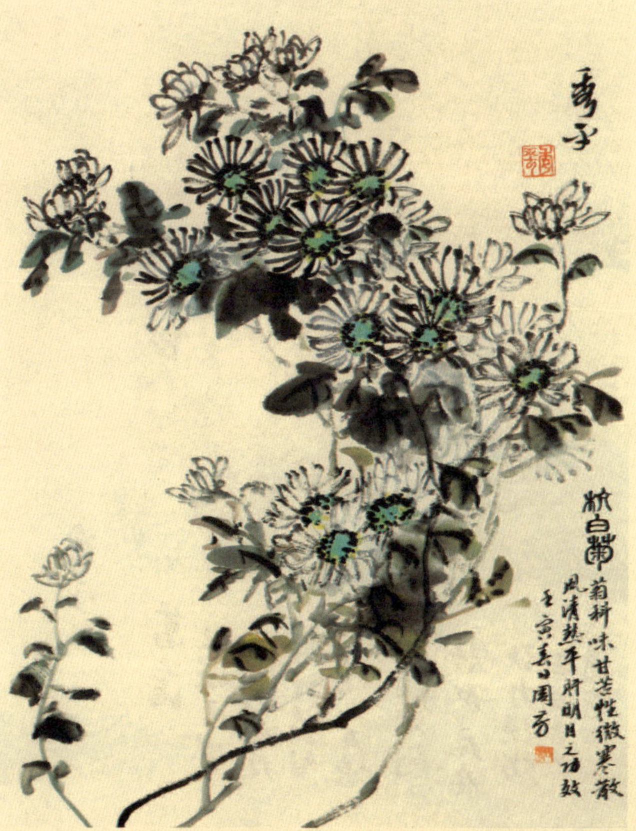

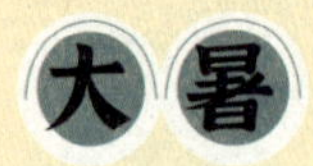

祛暑扶正：大暑是夏季最后一个节气，正值三伏天的中伏前后，是一年中最热的时候，湿热交蒸在此时达到顶点。大暑三候为，“一候腐草为萤，二候土润溽暑，三候大雨时行”，说的是每到大暑时节，经常可以看到萤火虫在腐草败叶上寻找食物，水稻等喜水作物生长良好，大雨随时都会落下。

养生知要：大暑时节天气最热、湿气最重，养生保健重在防暑和祛湿。民间素有三伏天喝伏茶的习俗，这种用金银花、夏枯草、甘草等十多味中草药煮成的茶水，有清凉祛暑的作用。三伏贴也是三伏天一种特殊的治病方法，它根据中医“冬病夏治”理论，将中药直接贴敷于穴位，对冬季易发作的支气管哮喘、肺气肿、过敏性鼻炎等进行扶正培本治疗，以鼓舞正气，达到防治疾病的目的。饮食应以清淡为主，如冬瓜、生姜、丝瓜、西兰花、茄子、黄瓜、鸡、鸭、绿豆汤、莲子百合粥。

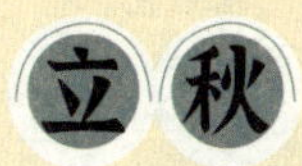

立秋

津阴舒肺：立秋代表时序进入秋天，但并不意味着酷热天气结束，初秋期间天气仍然很热。立秋三候为，“一候凉风至，二候白露生，三候寒蝉鸣”，意思是说立秋过后，人们会感到风的凉爽，早晨会有雾气产生，寒蝉也开始鸣叫。

养生知要：立秋时节，自然界中阳气渐收、阴气渐长，也是人体阴阳代谢出现阳消阴长的过渡时期，此时养生要顺应四时，遵循“春生夏长，秋收冬藏”的自然规律，凡精神情志、饮食起居、运动锻炼，皆以养收为原则。中医学认为秋季最适合养肺，所以饮食上应吃些生津养阴、滋润多汁的食物，如梨、甘蔗、葡萄、猕猴桃、银耳、百合、莲藕、白萝卜、牛肉、猪肝、燕窝，少吃辛辣、煎炸食品。“贴秋膘”也不要过多地进补温热性食物，如羊肉、狗肉、人参、鹿茸、肉桂等，否则极易加重秋燥。

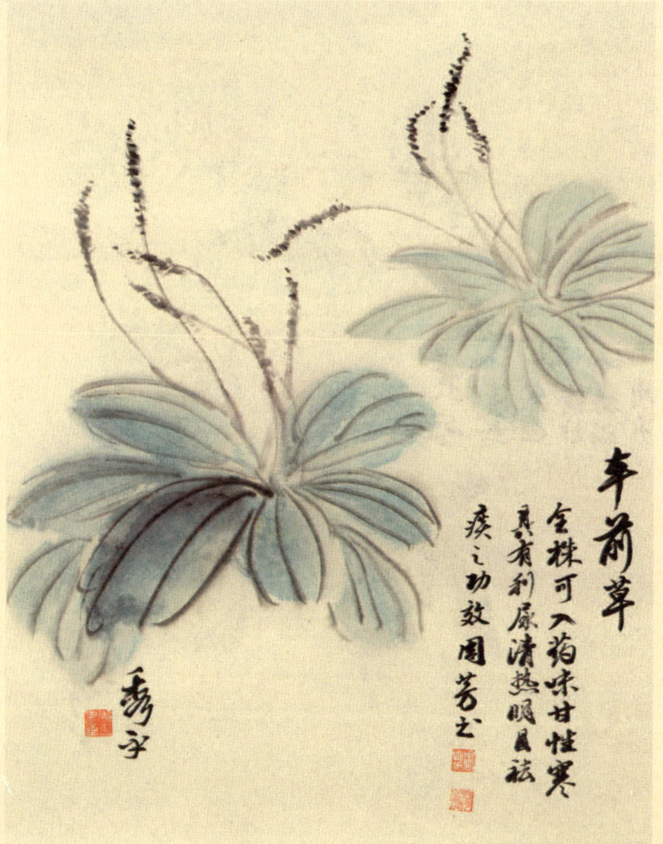

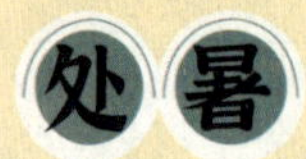

蓄水润燥：处暑意为“出暑”，意味着酷热难熬的天气快要结束了，天气开始由炎热向凉爽过渡。处暑三候为，“一候鹰乃祭鸟，二候天地始肃，三候禾乃登”，说的是处暑期间老鹰开始大量捕猎鸟类，接着万物开始凋零，五谷丰登。

养生知要：处暑时节，白天气温仍然很高，但早晚温度低，温差较大，大家应预防感冒。人的机体也容易出现疲惫感，产生“秋乏”，所以要早睡早起，避免熬夜，保证充足睡眠。饮食宜清淡，多吃百合、银耳、山药、苦瓜、西红柿、茄子、土豆、苹果、菠萝、葡萄、梨、鸭肉、龙眼肉、茶、酸梅汤等滋润性食物，预防秋燥。铁皮石斛也是不错的选择。

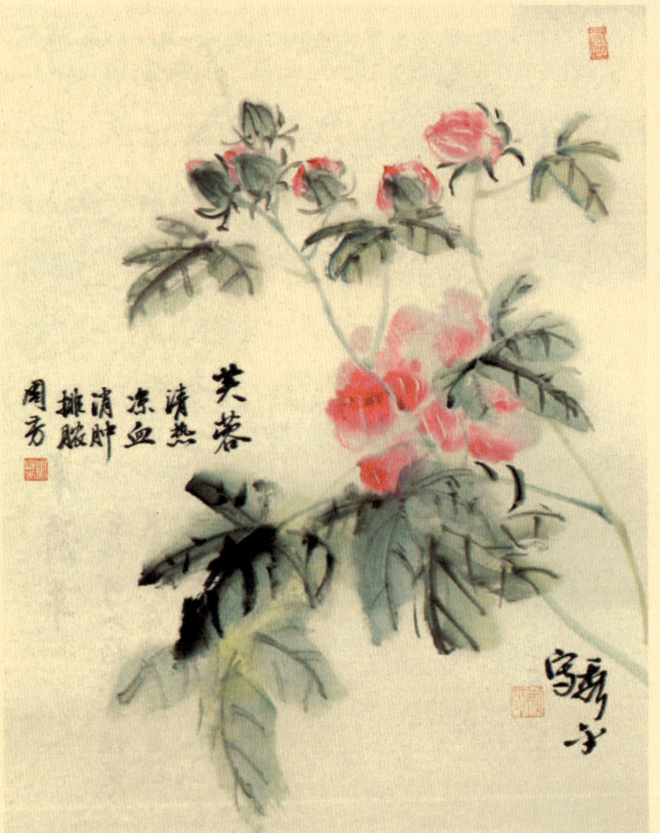

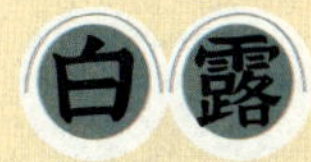

白露

宣肺益气：白露的到来，意味着暑天的闷热基本结束，天气渐渐转凉，寒生露凝。白露三候为，“一候鸿雁来，二候玄鸟归，三候群鸟养羞”，意思是说在这个节气，鸿雁南飞，燕子也飞去南方，百鸟开始贮存粮食以备过冬。

养生知要：白露时节，早晚温差较大，要及时添减衣服。“春捂秋冻”是一条经典的养生保健要诀，当然“秋冻”并非人人皆宜。这个节气中还要避免鼻腔疾病、哮喘病和支气管病的发生，饮食应以生津润肺为主，宜多吃雪梨、甘蔗、柿子、荸荠、银耳、苹果、萝卜、百合、山药、芥蓝、菠菜、绿菜花、南瓜、红萝、蜂蜜、乌鸡、龟肉、鸭蛋、老鸭汤等。

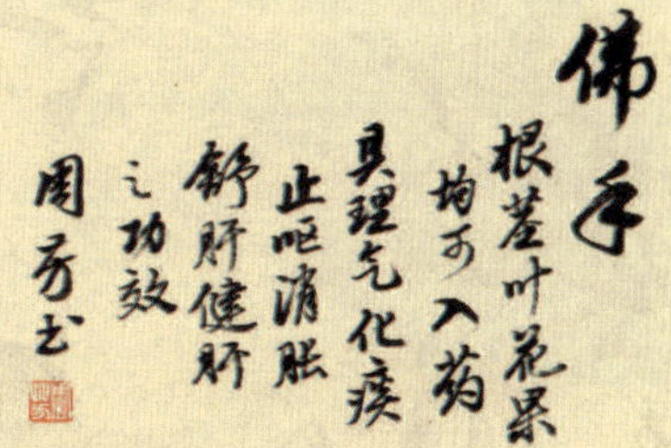

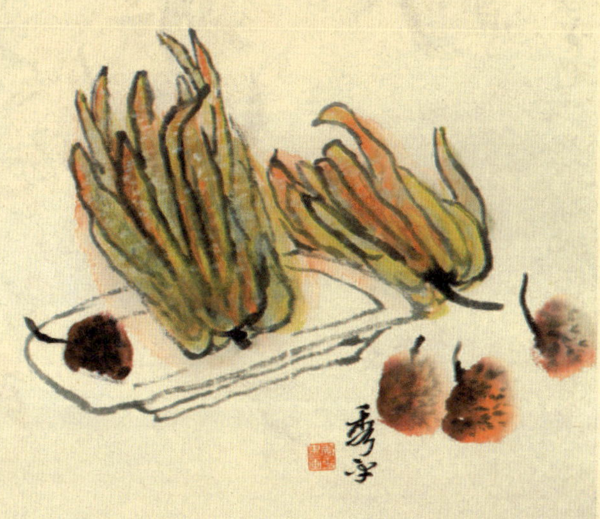

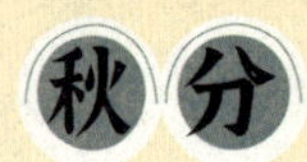

调和阴阳：秋分意味着秋季已经过了一半。秋分这天，全球各地昼夜时长相等，各为 12 小时。秋分过后，气温降低的速度明显加快，所谓“白露秋分夜，一夜冷一夜”。秋分三候为“一候雷始收声，二候蛰虫坯户，三候水始涸”，说的是秋分后不再打雷，蛰居的小虫开始藏入穴中，一些沼泽和水洼开始干涸。

养生知要：秋分之前，秋燥多为温燥；秋分之后，寒凉渐重，多出现凉燥。防止凉燥，锻炼尤为重要，可练吐纳功、叩齿咽津润燥功等。饮食上应多喝水，吃清润、温润的食物，如芝麻、核桃、糯米、蜂蜜、乳品、梨、西红柿、栗子、黑木耳、柿子、香菇、腰果、南瓜、莲藕等，起到滋阴润肺、养阴生津的作用。

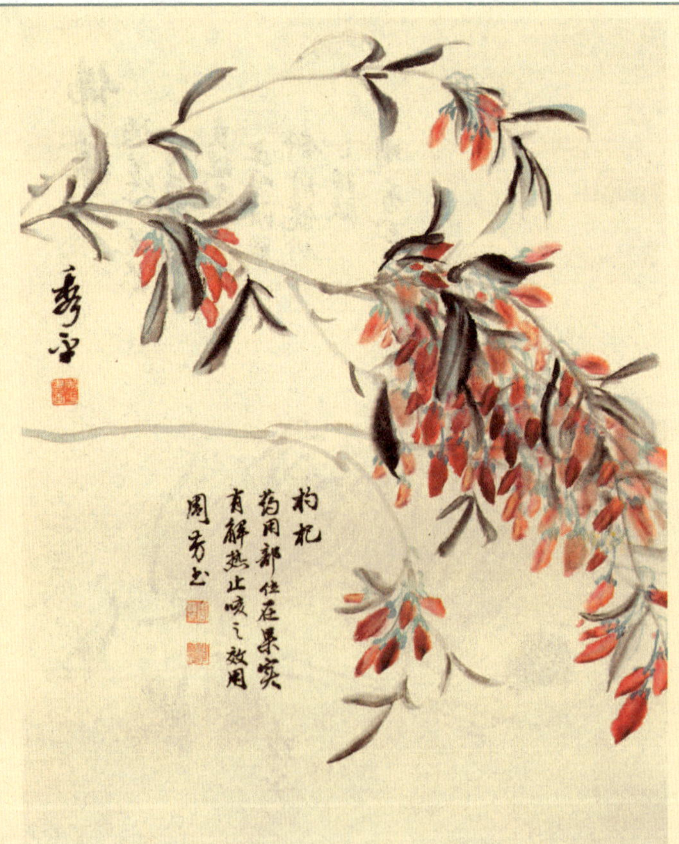

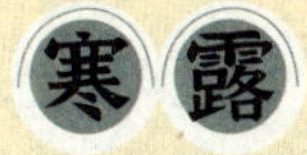

寒露

护阴舒阳：寒露时节，我国南方秋意渐浓，少雨干燥；北方即将从深秋进入冬季。寒露分三候，“一候鸿雁来宾，二候雀入大水为蛤，三候菊有黄华”。意思是此节气期间，鸿雁大举南迁，海边出现蛤蜊，菊花普遍开放。“霜叶红于二月花”说的也是这个季节。

养生知要：寒露的起居原则是早睡早起，早睡有利于阴精收藏，早起能顺应阳气舒张。古语有“白露身不露，寒露脚不露”的说法，这是告诉大家，寒露后“秋冻”的日子已经结束，防寒保暖很重要，尤其要注重足部的保暖。饮食上不要盲目地喝凉茶降火，适当多吃一些滋阴润燥的食物，如梨、柿子、荸荠、香蕉、苹果、胡萝卜、冬瓜、莲子、山药、鸭肉、鱼肉、糯米粥、黄精粥。

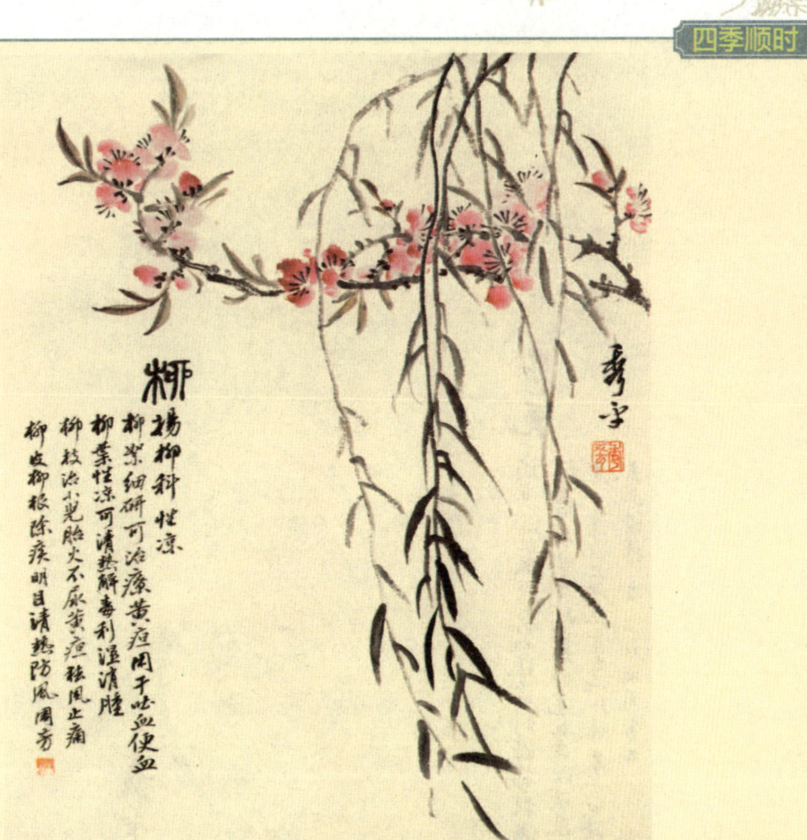

霜降

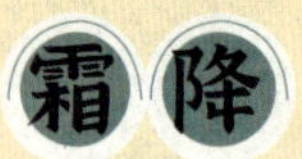

蓄阳滋肾：霜降不是说要“降霜”了，而是表示气温骤降、昼夜温差最大。霜降分三候，“一候豺乃祭兽，二候草木黄落，三候蜇虫咸俯”。意思是此时豺这类动物开始捕获猎物准备过冬，树叶枯黄掉落，冬眠动物进入冬眠状态。

养生知要：谚语“一年补透透，不如补霜降”说的就是霜降进补的重要性。霜降时节的养生首先要重视保暖，特别是老年人极易患上“老寒腿”的毛病，所以要及时增添衣服，避免湿邪、寒邪入侵，最好养成睡前热水泡脚的习惯。其次要防秋燥，可适当加大运动量。饮食调养重在健脾养胃、调补肝肾，吃玉米、萝卜、秋梨、柚子、香蕉、柑橘、柿子、百合、蜂蜜、芝麻、牛肉、鸡肉、泥鳅、鸭子、芝麻、白木耳等。

荷花
藕节止血散瘀荷叶清暑利湿荷梗通气
行暑荷叶蒂和血安胎莲花去湿清风莲子心清心
莲房消瘀止血莲子养心补脾
去热涩精　辛丑初夏周秀玉

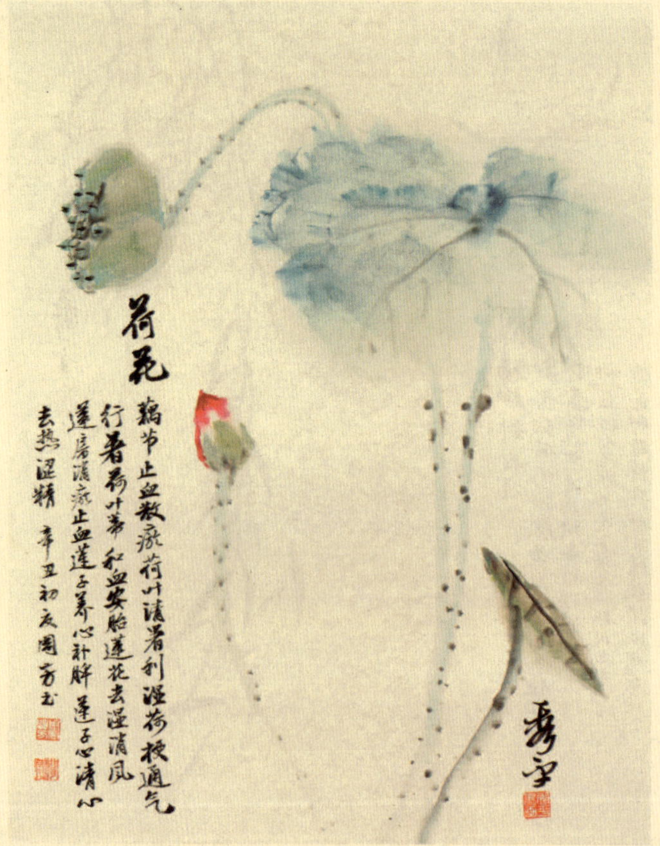

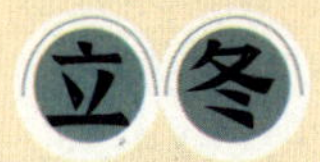

潜阳藏精：立冬是冬季的第一个节气，代表冬季的开始，意味着万物进入休养、收藏状态。立冬三候为，“一候水始冰，二候地始冻，三候雉入大水为蜃”。这是说，此时水已经能结成冰，土地也开始冻结，海边可以看到与野鸡颜色相似的大蛤。

养生知要：起居方面，人们应早睡晚起，日出而作，这样有利于阳气潜藏、阴精蓄积。中医学认为冬季为养肾的最佳时节，应少食咸味食物，多吃苦味食物；同时少食生冷食物，多食温润和黑色食物，如大白菜、萝卜、白薯、土豆、豆腐、黑木耳、黑芝麻、韭菜、海带、牛奶，甚至泥鳅、黄鳝、海参、羊肉、虾、猪肝、牡蛎等。在我国北方地区，立冬这天还有吃饺子的习俗。

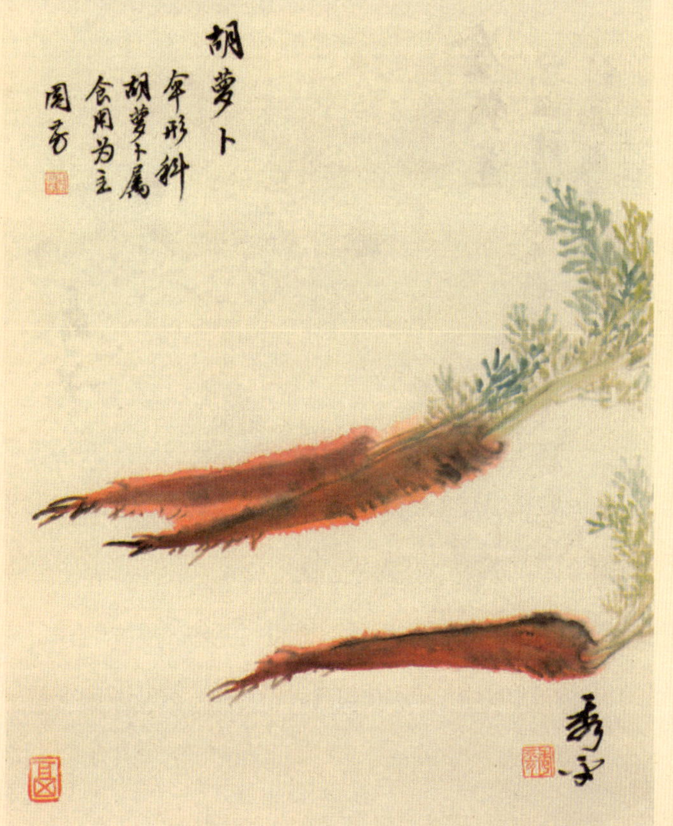

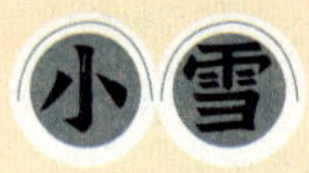

小雪

温补肾阳：小雪不是表示这个节气下很小的雪，而是代表寒潮活跃、降水渐增，天气越来越冷。小雪三候为，“一候虹藏不见，二候天气上升地气下降，三候闭塞而成冬”。意思是说这个节气中，不会再看见雨后的虹，天空中的阳气上升、地面上的阴气下降，天地闭塞而转入严寒的冬天。

养生知要：小雪时节，要适当早睡，早晨也不宜起得太早。不宜早晚运动，应在太阳出来后运动，以慢跑、瑜伽、太极拳等温和的有氧运动为主。饮食方面要多吃热量高、有健脑活血功效的食物，如羊肉、牛肉、乳类、鱼类、大枣、腰果、山药、栗子、核桃、黑芝麻、黑豆、大白菜、菠菜、白萝卜、橘子、番茄，并适当饮用茶水、咖啡等。

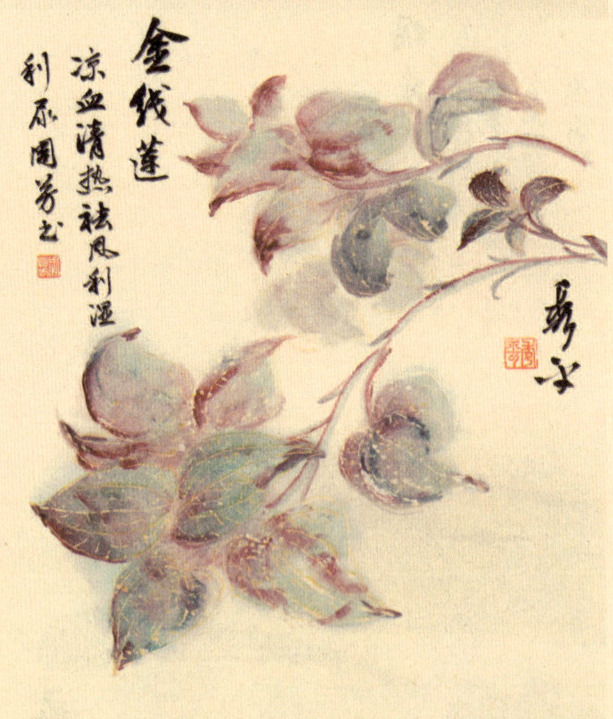

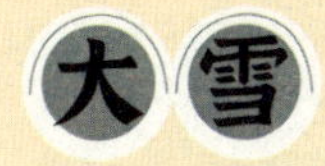

涵阴助阳：大雪节气标志着仲冬时节正式开始，此时气温显著下降，降雪的可能性比小雪节气更大，但并不指降雪量一定很大。大雪三候为，“一候鹖不鸣，二候虎始交，三候荔挺出”，意思是说此时寒号鸟不再鸣叫，老虎开始有求偶行为，马兰草也抽出新芽了。

养生知要：大雪时节，宜早睡晚起，待日出后再起床，可涵养人体阴气。户外运动时，早上八九点钟或者下午四五点钟最合适。大雪期间是进补的好时节，素有“冬天进补，开春打虎”的说法。此时宜温补助阳、养阴益精，可适当进食富含蛋白质、维生素和易于消化的食物，如大枣、豆类、山药、龙眼肉、韭菜、栗子、鸡肉、牛肉、鸡蛋、甲鱼、鱼肉、南瓜。柑橘类水果是这个时节的当家水果，如蜜橘、西柚、脐橙都可以适量食用。

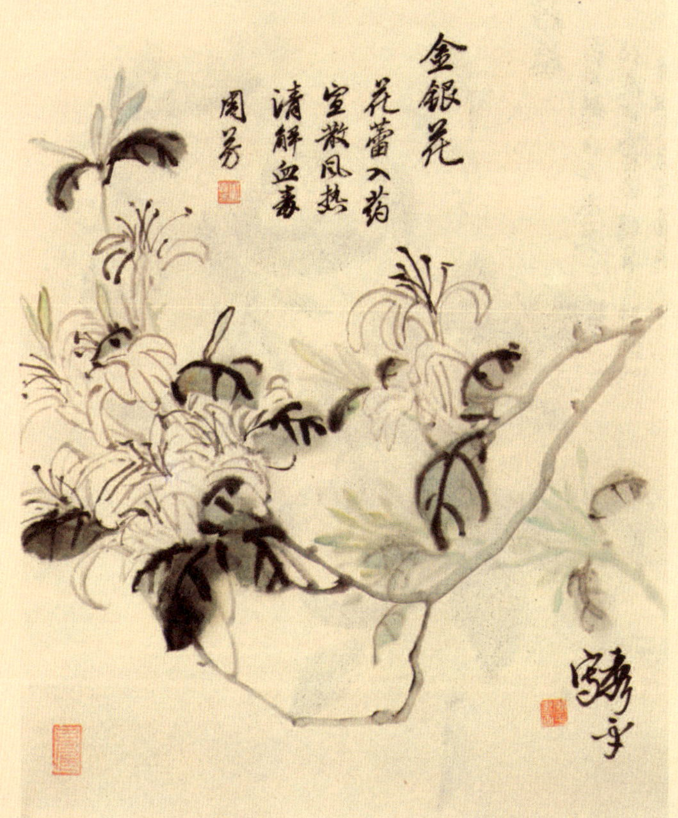

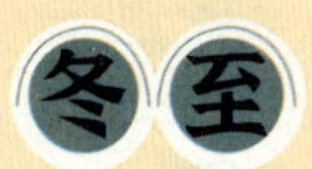

冬至

避寒护阳：冬至标志着即将进入寒冷时节，民间由此开始“数九”计算寒天。冬至这天是北半球各地白昼最短、黑夜最长的一天。冬至三候为，“一候蚯蚓结，二候麋角解，三候水泉动”，意思是土中的蚯蚓仍蜷缩着身体，麋鹿的角开始脱落，山中的泉水可以流动且温热。

养生知要：冬至后的“三九天”，天气寒冷，体内阳气刚刚生发，养生要注意躲避寒冷、适当运动、多多休息，养护体内弱小的阳气。不要盲目进补，狗肉、鸡汤等不是适合每一个人；可适当多吃莲子、芡实、薏苡仁、赤豆、大枣、银耳、黑芝麻、阿胶、人参、生姜、白菜、萝卜、羊肉、猪肉、鲫鱼、海参、甲鱼等。冬至当日，江南盛行吃汤圆，北方则有吃饺子的习俗。

柠檬
药用部位在果实
化痰止咳生津健胃之功效

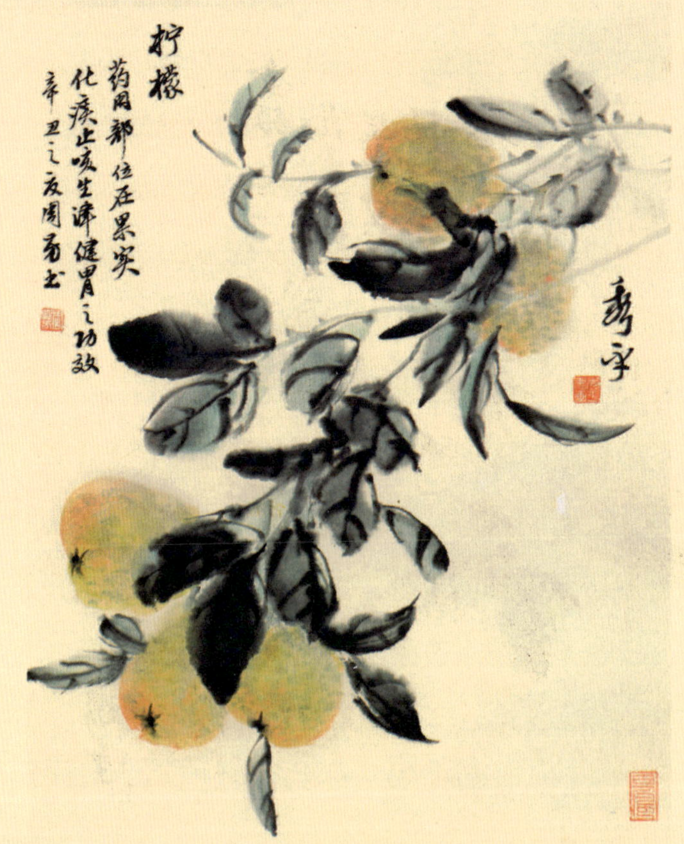

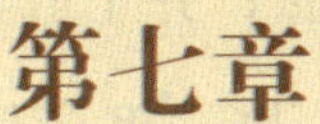

第七章 淡泊明志，《黄帝内经》的情志养生

一、《黄帝内经》中的情志与养生

1. 情志和主宰情志的七物质

（1）情志

人在接触、认识客观事物的时候，人体总会本能地对事物表现出一定的态度，并产生喜爱、厌恶、恐惧、愤怒、悲伤、不满、同情、失望等内心体验，即现代心理学中的心理情感过程。中医学将这些内心体验统称为情志。

人的精神活动是极其复杂的，情志的表现形式有多种多样，我国古代典籍中提到的情志活动就有喜、怒、哀、乐、爱、恶、欲、忧、思、悲、恐、惊、疑、恨、羞……对情志的分类，各时代学者有不同提法。如：《左传》六志说，认为人的心理情绪分好、恶、喜、怒、哀、乐六种。《礼记》七情说，即喜、怒、哀、惧、爱、恶、欲。《荀子》九情说，即喜、怒、哀、乐、爱、恶、欲、说、故。

有关情志的问题，《黄帝内经》亦有诸多论述，如《素问·阴阳应象大论》说："人有五脏化五气，以生喜怒悲忧恐。"《素问·举痛论》说："百病生于气也，怒则气上，喜则气缓，悲则气消，恐则气下……惊则气乱……思则气结。"关于情志的内容，两篇的说法不一，前篇为喜、怒、悲、忧、恐五种，后篇为喜、怒、悲、恐、思、惊六种，后篇较前篇少忧但多思与惊。又《素问·宣明五气》篇说："五精所并：精气并于心则喜，并于肺则悲，并于肝则忧，并于脾则思，并于肾则恐。"其内容为喜、怒、忧、思、恐，与前两篇的说法又有不同。但是，由于《黄帝内经》是采用阴阳五行的理论作为说理工具的，它将情志的种类与五行、五脏相配，因此，其关于情志的最重要的理论应是"五志"说，即怒、喜、思、忧、恐五志。如同《素问·阴阳应象大论》所说的：肝"在志为怒"，心"在志为喜"，脾"在志为思"，肺"在志为忧"，肾"在志为恐"。

后世医家陈无择，综合了《黄帝内经》中的各种说法，提出了与古代有所不同的新"七情"说。即喜、怒、忧、思、悲、恐、惊。较前人更为全面、优越。喜、怒、忧、思、悲、恐、惊七情之中，"喜"指欢喜、快乐一类情感，"怒"指生气、愤怒一类情感，"忧"指忧愁、苦闷一类情感，"思"指思念、怀念一类情感，"悲"指悲哀、伤心一类情感，"恐"指恐惧、害怕一类情感，"惊"指惊恐、骇怪一类情感。惊与恐，其间略有差别：惊是心理上先无准备，突然受外界事物的刺激而感到惊骇、恐惧，恐是未受惊吓，而内心自感恐惧。

据上述，七情之中，悲与忧，情感相似，可以相和；惊有恐惧之意，因此可以归于恐。这样，"七情说"便与《黄帝内经》"五志说"统一了，即怒、喜、思、忧（悲）、恐（惊）。

实际上，人类情感的表现形式是十分复杂的，要说情感的表现形式有确定不变的几种是颇为困难的。《黄帝内经》的"五志说"分类简单、概括性强，能够很好地用来说明内因情志致病，因此历来为中医

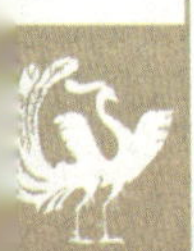

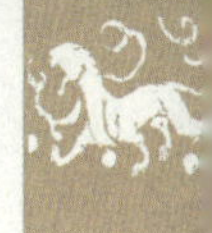

界所沿用，成为中医学基本理论的重要内容之一。

（2）主宰情志的八物质

神：这是指狭义的神，是指人对世界万事万物理解、领悟的能力，亦即人的聪明智慧。《素问·八正神明论》说："何谓神？岐伯曰："清言神，神乎神，耳不闻，目明心开而志先，慧然独悟，口弗能言，俱视独见，适若昏，昭然独明，若风吹云，故曰神。"这句话意思就是不需听别人诉说，目见之后，便能了然明朗，如风吹残云般地昭然清楚，这就是神的作用。常说的"望而知之谓之神""心领神会""神而明之""出神入化"等都表达了这类意思。《灵枢·邪气藏府病形》篇说："按其脉，知其病，命曰神。"这是说医生诊断疾病的高明技术，自然也应属于人对事物的理解领悟能力一类。人的理解领悟能力，是与人的聪明智慧分不开的，故《素问·气交变大论》说："善言化言变者，通神明之理。"善于分析、了解事物的运动和变化，便是通神灵，是聪明智慧的表现。

魂：魂是随从神气往来的一种精神活动，属于人的心理活动范畴。人的聪明智慧，这种"神"的活动有外向和内向两种。想到远处，想到将来，创造发挥，演绎推理，属于外向，这叫作"往"；考虑现在，思考眼前，归纳问题，总结经验，属于内向，这叫作"来"。或往或来，都是神的活动，魂亦参与其中，所以朱熹说："会思量计度便是魂。(《朱子语类》)"魂在神的指挥下进行活动，故张景岳说："何谓随神而往来……神藏于心，故心静则神清；魂随乎神，故神昏则魂荡。(《类经·藏象类》)"神与魂的区别，在于"神为阳中之阳，而魂则阳中之阴也。(《类经·藏象类》)"

魄：魄也是精神意识活动的一部分。《左传·昭公七年》说："人生始化为魄。"杜预注："魄，形也。"《黄帝内经》有："并精而出入者谓之魄。"的说法与此相似。由精所构成的形体也是要活动的，它的活动也分内向、外向两种：动作是外向的，故叫做"出"；感觉是内向的，故叫做"入"。或出或入都通过形体，这就叫做"魄"。因此魄指的是人体对外界感觉功能和反应功能，属本能的感觉和动作。如听觉、视觉、皮肤冷热痛痒感觉和躯干肢体的动作，新生儿的吮乳和啼哭等。所以朱熹说："见于目而明，耳而聪者，是魄之用。(《朱子语类》)"张景岳说："魄之力用，能动能作，痛痒由之而觉也。(《类经·脏象类》)"

由此看来，魂和魄都属于人体意识的范畴，不过魂是精神的活动，魄是形体的感觉和动作。如孔颖达所说："魂魄，神灵之名，本从形气而有。形气既殊，魂魄各异。附形之灵为魄，附气之神为魂也。附形之灵者，谓初生之时，耳目心识，手足运动，啼呼为声，此则魄之灵也，附气之神者，谓精神性识，渐有所知，此则附气之神也；"可见魂魄均是与精气有关的心理活动，魂是后天形成的、有意识的活动；魄是先天获得的、本能的感觉与反应等。如按阴阳属性分类，则形体属阴，精神属阳，故中医又有"魄阴而魂阳"的说法。如张景岳说："精对神而言，则神为阳而精为阴；魄对魂而言，则魄为阳而魂为阴。(《类经·藏象类》)"

意：有意度、测度的意思，指的是想象力，属思维范畴。"心有所忆谓之意"，其意谓当人们偶有所忆，有某种设想或念头产生，但尚未作出决定者，称之为"意"。张景岳说："谓一念之生，心有所向而未

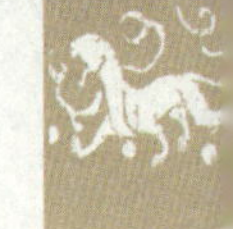

定者，曰意。(《类经·藏象类》)”

志：指志向，亦属思维范畴。“意之所存谓之志”，意谓当意已定而不变，并决定将来以行动付诸实际者，称之为“志”。如果或定或转，或萌生退转的念头，便不得谓之志。所以张景岳说：“意已决而卓有所立者曰志(《类经·藏象类》)。”因此，意与志有相同处，它们均是意念所向，是人向往达到某种目的而产生的心理状态。所以平时意与志也经常合称，即“意志”。区别在于志比意更有明确的目标。唐容川说：“志者，专意而不移也。(《中西汇通医经精义·五脏所藏》)”

思：是思考，思虑的意思，属思维范畴。“因志而存变谓之思”，是说为实现志向，反复思考，慎重推敲，力求妥善者，称之为“思”。

虑：是思虑、谋虑的意思，属思维范畴。“因思而远慕谓之虑”，是说思之既深，必远有所慕，犹疑辗转，预防不测，以谋万全者，称之为“虑”。成语有“智者千虑，必有一失；愚者千虑，必有一得。”即指此义。

所以，思与虑的基本含义近似，都是思考、谋虑的意思，都是属于人的思维的一种心理活动，因此它们也经常合称，如“思虑”，“深思熟虑”等。其间的微小差别在于：思较粗浅，而虑较精深，并且虑还包含估计、预测到未来的变化。如《荀子·不有》篇说：“见其可欲也，则必前后虑其可恶也者，见其可利也，则必前后虑其可吝者也；而兼权之，熟计之，然后定其欲恶取舍，如是则常不失陷矣。”

智：即智力、智慧。“因虑物而处物谓之智”，是说能深谋远虑，巧妙处理事物的，称之为“智”。智力高的人，即使遇到意外，事出非常，亦能机智灵巧而应付裕如。

2. 五脏藏神——情志影响养生的原因

祖国医学从整体观念出发，朴素地认为人生最复杂的精神活动，不可能由某一器官独立完成，而应当是全身各组织器官协作所产生的综合性功能的结果。因此，《黄帝内经》有“五脏藏神”的说法，认为每一脏器都参与了精神活动，故五脏又可称为“五神脏”。

《素问·宣明五气》篇说：“心藏神，肺藏魄，肝蔽魂，脾藏意，肾藏志，是谓五脏所藏。”将神、魂、魄、意、志这五种主要的精神活动，分别归属于五脏。《素刁·灵兰秘典论》更以封建社会的官职，比喻各脏器在精神活动中所发挥的不同作用，而有“心者，君主之官也，神明出焉。肺者，相傅之官，治节出焉。肝者，将军之官，谋虑出焉。胆者，中正之官，决断出焉，膻中者，臣使之官，喜乐出焉……肾者，作强之官，伎巧出焉”的论述。在神、魂、魄、意、志五个方面，神占核心统治地位，故由心主之，而心为君主之官。

《素问·阴阳应象大论》说：“肝在志为怒，心在志为喜，脾在志为思，肺在志为忧，肾在志为恐”。从而认为不同的情志活动也分别与不同脏器有关。

五脏藏神的所谓“藏”，从字面上看，容易使人产生误解，实际是说用“藏”字来表达形与神之间的关系，有可能将“脏”“神”理解为二物。即“脏”作为一种物，可以贮藏另一种物——神，作为脏来说，它可以藏神，也可以不藏神；作为神来说，它可以藏在脏，也可以不藏于脏。这样就有可能将神理解为可以脱离形体而独立存在，而不一定是人体机能的产物，因而给人以二元论的印象，并可被唯心论者所利用。

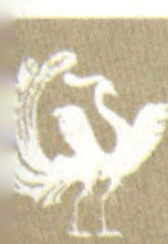

但是我们说，所谓“记忆”，是各种事物在大脑中贮存的印象，而思维则是以贮存的知识为基础的，情感的变化亦往往由外物的刺激所引起。因此，五脏藏神的“藏”，是从医学科学的角度来考虑的，并不是把神当作可以离开形状而独立存在的东西，而是以“形具神生”“神者形之用”作为认识的前提。

五脏与神志活动之间关系的划分，自然不是没有依据地随便配属，而是建立在对脏器生理、病理的认识之上，并与中医学的整个理论体系相一致。如《灵枢·本神》篇说：“肝藏血，血合魂”，“脾藏营，营合意”'，“心藏脉，脉合神”，“脉藏气，气合魄”，“肾藏精，精合志”。这就是说，五脏所藏的气血营精等精微物质，是神活动的物质基础，因而有必要将各种神志活动分属于五脏。五脏藏精化气生神，神接受外界刺激而生情，神活动于内，情表现于外，这就是五脏与神、情的关系。

五脏藏神，不等于说每脏分别产生某种精神活动，其实质不是把心理活动单纯地归属于不同的脏器，而在于强调人体内部有承担心理活动的统一系统，“神”是在全部生理活动的基础上产生出来的最为高级的机能，即脏器间的整体协同作用，是产生精神活动的先决条件。所以《素问·灵兰秘典论》着重指出：“凡此十二官者，不得相失也。”神志活动依赖整个生命机体的活动而存在，如果各脏器不能协调和谐，则不可能有正常的神志活动。这种认识是正确的。

明白了这个道理，我们不会将“五脏藏神”机械地理解为某脏产生某种神志或情感。正因如此，所以医学上对脏腑与神、情关系的配属，各书并不完全相同，如龚廷贤《寿世保元》说：“心者神所藏，肾者精所藏，脾者魂所藏，胆者魄所藏，统其藏者心也。”而与《素问·宣明五气篇》所述有别。情志太过而伤脏，或脏器病变而反映为情绪的变动时，亦不是按情志分属五脏的固定公式；变，如《黄帝内经》就提到恐与肾、胃、肝、心脏有关，因而李中梓《医宗必读》有“恐属四脏”的论述。

眼、耳、鼻、舌、口等感官，是参与心理活动的器官，是人类认识客观世界的基础。五官在五脏的支配下，各自行使不同的感觉功能，正如《灵枢·脉度》篇所说：“五脏常内阅于上七窍也，故肺气通于鼻，肺和则鼻能知臭香矣；心气通于舌，心和则舌能和五味矣；肝气通于目，肝和则目能辨五色矣；脾气通于口，脾和则口能知五谷矣；肾气通于耳，肾和则耳能闻五音矣。”鼻主嗅觉而知香臭，舌主味觉而知五味，眼主视觉而辨五色，耳主听觉而闻五音。此外，肤表尚有冷热感触觉。感觉虽为五官所主，但要在内脏功能和调的情况下，气机调顺，经路通畅，五官才能发挥其正常的机能。这是中医学以五脏为中心的整体观念的体现。《素问·阴阳应象大论》说：“智者有余，有余则耳目聪明。”因此，习俗以“聪明”二字代表人的智慧和灵敏，而聪明的本义，原是指耳聪目明。一个闭目塞听的人，目不视物，耳不听声，感官不能接受外界信息，自然就没有聪明智慧可言，这便说明了感觉在心理活动中的意义。

当然，人能感知客观事物，必须感官与外物相接触，没有外物的刺激就不会有感觉，所以张载说：“感亦须持有物，有物则有感，无物则无所感。”说明感官的活动是由客观事物引起的，感知是与外物的刺激分不开的。

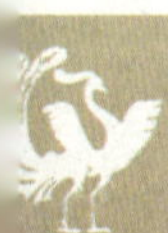
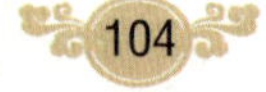

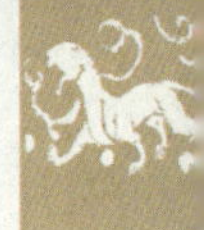

3. 心脑与情志养生

在中国古代哲学和医学中，都认为“心”是心理的主要器官，即所谓“心主神明”。如《荀子·解放》说：“心者，形之君也，而神明之主也。”《素问·灵兰秘典论》说：“心者，君主之官，神明出焉。”《素问·宣明五气》篇说：“心藏神。”《灵枢·邪客》篇说：“心者……精神之所合也。”这些论述，都是把心当作产生精神的主体器官，人的思维和理性认识是由心的活动产生的。

“心主神明”，实际上已经包含了心理活动的基本内容，其主要内容可分为以下几方面。

第一，进行思维。《灵枢·本神》将从“知物”到“处物”的整个思维过程，都归属于心的功能，并认为“怵惕思虑者则伤神”，故心为思虑的器官。

第二，贮存记忆。如《灵枢·五色》说：“神积于心，以知往今。”说明以往的经验，是存记于心的。

第三，产生情感。《素问·阴阳应象大论》说：“心……在声为笑，在变为忧……在志为喜，喜伤心。”等论述均说明情志活动也是由心主管的。

第四，统赅意志。意志过程是心理活动的一部分。《灵枢·本神》说：“心有所忆谓之意，意之所存谓之志。”可见意志过程与心有关。

第五，主管感知。《类经》说：“是以耳之听，目之视，无不由乎心也。”说明视、听、嗅、触等感知觉，亦属心的机能的一部分，心在感知中占有支配的地位，如果心不接收信息，则感知仍不能完成，故《灵枢·本神》说：“所以任物者谓之心。”

第六，关系梦寐。“心卧则梦”说明梦是心在睡眠状态下的一种特殊机能活动。《黄帝内经》梦事虽分脏腑阴阳，但要总系心肝两脏为主。多梦是心神活动不正常的一种表现。

古人因限于当时的认识水平，将心理活动主要当作心的功能之一，这从现代生理学的角度看，似乎并不科学。但是，它仍然体现了唯物主义的观点。同时，将心理活动归属于心的功能，并非毫无根据，它以一定的生活实践、临床实践作基础，对于指导中医学的诊断、治疗及用药，也都有着现实的意义，因此不可轻率否定。现代许多临床和实践报道，也证明心脏功能与意识状态之间确有一定的关系。

（1）脑与精神

在我国，自先秦以来，直到明代，无论是医学界，还是哲学界，虽然都是以心作为心理的主要器官，然而关于心的许多论述，如“心之官则思”“心主神明”“心者，君主之官”等，与现代对于脑的理解，可以说是非常一致的。

其实，我国古代对于脑的结构与功能并非毫无认识。几乎在提出“心主神明”的同时，对于脑及其与心理的关系，就有了初步的论述，并在后世的漫长岁月中，有些医家已经逐步认识到了脑为心理的器官。然而，由于对脑的结构与机能未能作出精细的研究，其论述又较零散，因而一直未能动摇“心主神明”说所占据的统治地位。

追至春秋时代，古人已经能领悟到脑和思维的关系了。其时典籍中有这样的记载：“脑之为言在也。”说明语言是由大脑产生的，因而脑与思维有关。

脑在医学著作《黄帝内经》中亦有具体论述。《素问·五脏生成》

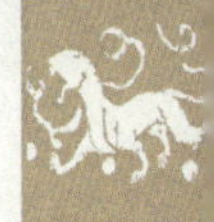

篇说："诸髓者，皆属于脑。"《素问·奇病论》说："髓者以脑为主，脑逆故今头痛"。《灵枢·海论》更有详细说明，曰："脑为髓之海，其输上在于其盖，下在风府。髓海有余，则轻劲多力，自过其度；髓海不足，则脑转耳鸣，胫酸眩冒，目无所见，懈怠安卧。"认为脑是由精髓聚汇而成，位于头颅之内，髓足则脑健，髓亏则脑弱而破晕、耳鸣、目盲。

《黄帝内经》的作者们，在临床实践中发现了脑与生命存亡的密切关系，如《素问·刺禁论》在谈到刺损伤身体要害器官的死期时说："刺中脾，十日死；刺中肾，六日死；刺中肝，五日死；刺中肺，三日死；刺中胆，一日半死；刺中心，一日死。刺头中脑户，入脑立死！"可见脑比五脏更为重要，中脑立死，因而脑为生命之所系。

对于脑与精神的关系，《黄帝内经》亦有不少论述。《素问·脉要精微论》说："头者，精明之府，头颅视深，精神将夺矣。"《素问·遗篇·刺法论》说："气出于脑，即不邪干。"杨上善注《黄帝内经太素》说："头是心神所号。"头为"人神所注""百神所聚""诸阳之会""元神所居"，而脑位于头内，可知实际上是脑主精神活动。所以张志聪《素问集注》说："诸阳之神气，上会于头，诸髓之精，上聚于脑，故头为精髓神明之府。髓海不足，则头为之倾，神气衰微。"从而将头与脑等同了起来。认识到头脑是产生各种精神活动之所在，头脑具有综合归纳和分析判别各种事物的功能。

（2）脑与五官

脑与五官更有密切的关系。如《灵枢·大惑论》说："五脏六腑之精气，皆上注于目而为之精……裹撷筋骨血气之精而与脉并为系，上属于脑，后出于项中。故邪……随眼系以入于脑，入于脑则脑转，脑转则引目系急，目系急则目瞳以转矣。”可见目有系上连于脑，目所视之物可随目系而传入于脑。《灵枢·决气》篇说：“脑髓消，胫酸，耳数鸣。”说明耳的功能与脑有关。《黄帝内经》还认为视觉、听觉、嗅觉、味觉、温热感知觉等都与脑的功能密切相关。

随着社会发展，人们对脑与心理的关系认识越来越深刻。明代医学已明确认识到记忆、思考等精神活动，都是脑的功能。清代医家王清任在前人认识的基础上创立了”脑髓说”。

综前所述，人的心理活动，是建立在物质的基础之上的，一方面必须从外界获取客观信息和养料，另一方面体内必须有五脏、五官等器官的存在和营卫气血精髓等物质的供养，而经络既是精微物质运行的通道，又是各种信息传递的路径。所以，从简单的感觉到复杂的思维、意志、情感等心理活动，都是人体所有组织器官和精微物质在心神的统辖下，发挥整体性综合效应的结果。在形神关系和心物关系上，中医学坚持了唯物主义的心理学思想。

4.《黄帝内经》释梦

梦，是在睡眠中出现的一种特殊心理现象，亦属心理学所应研究的内容。人类变幻莫测的梦境，自古以来就引起了人们的重视，历代医学家都曾对做梦的机理进行了探讨，为我们留下了不少宝贵的论述，《黄帝内经》中并有专篇进行讨论。

《黄帝内经》从唯物的形神统一观出发，运用阴阳、营卫、神魂等理论，解释睡梦的机理，并用以指导临床实践，形成独具特色的阴阳睡梦理论。

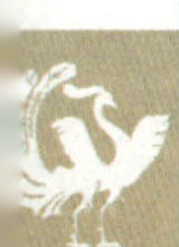

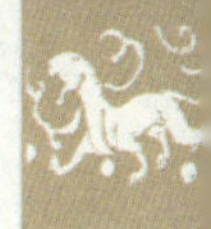

《黄帝内经》认为，阴阳是无限可分的。睡眠属阴，形神皆静。但睡眠过程中又可再分阴阳，即阴中有阳，静中有动。随着人体阴阳的消长，卫气的出入变化，睡眠可有浅深之分。阴气越盛，卫气越深入，则睡眠越深沉，形神高度安静，因而很少出现梦；阴气不盛，卫气入阴不深，则睡眠程度较浅，形神处于静中有动的状态，因而出现梦的情况较多。形神动则寐而起，形神静则寝而寐。若形息而神魂不静，则虽寐而可出现各种梦境。也就是说梦多出现于睡眠过程中阴中有阳，静中有动的状态下。

《黄帝内经》还认为，梦的出现与“魂”的活动关系最为密切。这是由于在觉醒的状态下，魂受神的指挥、控制而“随神往来”，而在睡眠时，神处于宁静状态，此时魂可不受神的制约而仍处于活动状态，因而表现为梦境这种特殊的心理活动。正由于睡梦与魂的关系极为密切，所以张景岳说：“魂之为言，如梦寐恍惚变幻游行之境皆是也(《类经·藏象类》)。”唐容川《中西汇通医经精义·五脏所藏》亦说：“夜则魂归于肝而为寐，魂不安者梦多。”因此，梦多常认为是魂不宁。

梦发生与否，除与阴阳的消长、卫气的出入、神魂的动静、睡眠的浅深有关之外，而梦作为一种特殊的心理活动，其发生常有一定的内外因素刺激，影响人体脏腑气血、营卫运行，从而使神魂不宁。因此，中医学一般认为，梦幻纷起，多属于异常的生理和心理现象，常是疾病的表现，即《黄帝内经》所谓“淫邪发梦”。《灵枢·淫邪发梦》说：“正邪从外袭内，而未有定舍，反淫于脏，不得定处，与营卫俱行，而与魂魄飞扬，使人卧不得安而喜梦”。意思是说梦是由“正邪”引起的。所谓正邪，张景岳解释说：“凡阴阳劳逸之感于外，声色嗜欲之动于内，但有干于身心者，皆谓之正邪(《类经·疾病类》)。”即凡是能够刺激和干扰身心正常活动的各种因素，如情志变化、饥饿、劳逸等俱称为正邪。然而，正邪的刺激仅是诱因，它还必须触动人的精灵神气——魂魄，使之“飞扬”，才能导致人体脏腑阴阳气的有余或不足，从而出现各种梦境。

《黄帝内经》还详细论述了各种具体梦境的产生原因，并与脏腑生理、病理相联系。《黄帝内经》是最早提出梦与疾病的关系的生物心理社会医学专著。

二、《黄帝内经》中人的五种类型

个人的个性系在遗传、环境、成熟、学习等各方面因素交互影响下发展而成的。由于这些因素千差万别，对每个人的影响各不相同，因而每个人的人格具有独特性。如：李适有侠义、豪爽、粗暴的特质，诸葛亮具有足智多谋的特质；韩信受胯下之辱，并不火冒三丈；鲁智深遭泼皮戏弄，马上大打出手；林黛玉多愁善感，整天郁闷哭泣；程咬金是个天不怕、地不怕的乐天派，最后因笑而死。同样是政治失意，道路难行，陆游乐观地吟出：“山重水复疑无路，柳暗花明又一村”，阮籍却痛哭流涕：“北临太行道，失路将如何”。

每个人的个性且各不相同，但是可以根据它们的某些主要特征是否相似，而分成若干种不同的类别。古希腊医学家希波克拉底曾将人格分为四种：即黄胆汁过多的胆汁质，其性情急躁、动作迅猛；血液过多的多血质，其性情活跃、动作灵敏；黏液多的黏液质，其性情冷静、动作迟缓；黑胆汁过多的抑郁质，其性情脆弱、动作迟钝。著名的俄国生理学家巴甫洛夫根据对动物及人的研究，也提出四种高级神

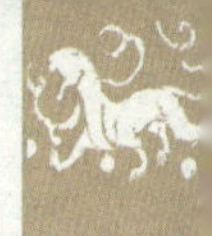

经活动类型，把兴奋、易怒难以控制的类型叫做“兴奋型”，相当于胆汁质；爱动而又行动迅速，一旦缺乏刺激就很快入睡或显得无精打采的类型叫做“活泼型”，相当于多血质；庄重、行动迟缓而有惰性的类型’叫做“安静型”，相当于黏液质，接受不了强刺激，但有较高的感受性，胆小而神经质的类型叫做“抑制(弱)型”，相当于抑郁质。并指出纯粹的类型极少，一般都是混合型。

《黄帝内经》对于个性也有较精辟的论述，例如《灵枢·通天论》和《灵枢·阴阳二十五人》等篇章中，不仅对气质的类型、不同类型人的心理特征作了系统的论证，而且还对不同气质的人容易患什么样的疾病，如何进行治疗等方面，都进行了细致的分析，曾经受到医学界、心理学界许多学者的重视。《黄帝内经》主要述及下列几个方面的内容。

1. 提出五种不同的气质类型

《灵枢·通天论》指出：“人有阴阳。何谓阴人，何谓阳人……盖有太阴之人，少阴之人，太阳之人，少阳之人，阴阳平和之人”这五类气质的人。其特点是什么？《灵枢·通天论》指出：“太阴之人，多阴而无阳”，即阴气旺盛；“少阴之人，多阴而少阳”，即阴气占优势，阴盛阳虚；“太阳之人，多阳而少阴”，即阳气亢盛；“少阳之人，多阳而少阴”，即阳气占优势，阳盛阴虚；“阴阳平和之人，其阴阳之气和”，即阴阳相对平衡。

2. 归纳出五种不同气质的人的心理特征

（1）太阳(火形)之人

具有“疚心”，“多虑”，“见事明”，“肌肌然”，“佰恬然”等特

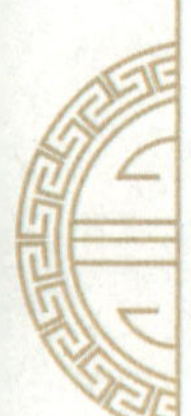

点。“疢心”，是指对客观事物理解敏捷，但是认识客观事物的程度比较肤浅，常常只了解事物的表面现象，而忽略对本质及其规律性的掌握。如张介宾认为，太阳之人“肌肌然”，就是指认识事物的“肤浅貌(《类经》)”。“多虑”，就是说他们善于思考问题。“见事明”是指他们分析问题明快敏捷，但是却又往往对事物产生疑惑，故《类经》把“佰恬然”解释为“多疑也”。

（2）少阳(金形)之人

具有“设请奸自贵”“监监然”等特点。“设请”，《类经》注释为“审而又审也”，是指认识客观事物很精细，注意力稳定且能集中比较长的时间。“监监然”张志聪注释说：“如金之鉴而明察也”。意思是说，少阳之人认识客观事物时，像金子做的镜子一样，能清晰地反映客观事物的本来面貌，善于观察和认识客观事物。这种类型的人能力较强，容易当上一官半职，因而“自贵”；容易产生自高自大等骄傲情绪。

（3）阴阳平和(土形)之人

具有“婉然从物”“亿万然”和“与时变化”的特点。“婉然从物”，是指他们认识客观事物时，能够顺从、掌握事物发展的一般规律，能够认识事物的本质。“亿万然”，是指他们比较勤奋好学。“与时变化”，是指他们的思维有较高的灵活性，能够随着客观形势的发展变化而随时改变自己的思想、观念和主张，能随机应变。张介宾在《类经》中注释说：“时移则事变，世更则俗易，惟圣人随世以为法，因时而制宜，故能阴能阳，能弱能强，随机动静，而与化推移也”。

（4）少阴(木形)之人

具有“劳心”“有才”“括枯然”的特点。“劳心”，是指他们善于用脑，善于从事脑力劳动。“有才”，是指他们对某项活动或某种事业有一定的或突出的才能，甚至有特殊的才干。“括枯然”，是指这种类型的人是向前进取的。

（5）大阴(水形)之人

具有“不务于时，动而后人”的特点。就是说这类人认识客观事物时，不赶时髦，不轻易跟着时代的变迁而随时改变自己的思想、观念和主张，要看准形势变化的动向以后，才考虑确定自己的思想、观念主张和行动。“动而后人”，即他们的一切动作、行为，都是跟随在别人后面的。这种人的反应虽然比较迟钝，但认识客观事物比较深刻，行动也比较谨慎。

3. 分析情感方面

（1）太阳(火形)之人

“支支颐颐然”，《类经》注释为“自得貌”，就是说这种人能抛开一切烦恼忧愁，总是表现出轻松愉快的情感。

（2）少阳(金形)之人

“廉廉然”，“严严然”。他们的情感表现为洁身自好，而又是严肃而庄重的。

（3）阴阳平和(土形)之人

“好利人，不喜权势，善附人也”。他们愿意为别人做好事，不喜欢权势，而乐于依附于他人。

（4）少阴（木形）之人

“多忧劳于事”，易多忧多愁。

（5）太阴（水形）之人

“纤纤然”，“安安然”。是指他们情感曲折周旋，喜怒不露声色，善于应酬。

4. 分析意志方面

（1）太阳（火形）之人

“举措不顾是非，为事如常自用，事虽败而常无悔”。这类人的意志特点是刚愎自用，自信心很强，自以为是，冒失从事，举止轻率，行动粗，常常不考虑行动的是非，事情虽然屡遭失败，但却毫无反悔之意，这类人办事，由于“有始无终”所以成事较少，败事较多。

（2）少阳（金形）之人

具有“廉廉然”“敦敦然”的特征。“廉廉然”者，张志聪认为“如金之洁而不污”；“敦敦然”者，张介宾认为是“坚实貌”。这种类型的人意志表现为坚贞不屈；“好为外交而不内附”，反映出他们的意志有鲜明的独立性。“急心静悍”，说明他们能静能动，静则安，动则悍，刚强沉着，办事精明爽利，行动轻快。

（3）阴阳平和（土形）之人

具有“无为惧惧，无为欣欣”，“冗冗然”的特点。“无为惧惧”是无所畏惧的意思，《类经》注释说：“心有所主，乃能不动，贫贱不能移，威武不能屈，是无惧惧也”。“无为欣欣”，是指在物质享受面前，也毫不动摇。

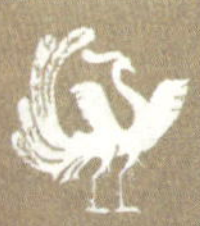

（4）少阴(木形)之人

“遗遗然”“随随然”。这种类型的人，柔弱退却(遗遗，柔迟貌)，随大流(随随，是从顺貌)。这是意志脆弱的反映。

（5）太阴(水形)之人

“汗汗然”，“动手足，发行动身”，“动而后人”。“汗汗然”，张介宾注为濡润貌，意思就是说这种类型的人意志柔软不坚。“动手足，发行动身”，行动是摇摆不定的；“动而后人”，他们的行动往往是跟着大伙之后，踏着别人的步子前进的。

5. 五种气质之人的不同体质，易感疾病和治疗法则

《灵枢·通天论》指出：“凡王人者，其态不同，其筋舌气血各不等”。即是说不同类型的人，不同身份的人，他们的身体抵抗疾病的能力是不同的。

（1）太阴之人

“太阴之人，多阴而无相，其阴血浊，其卫气涩，阴阳不和，缓筋而厚皮不之疾泻，不能移之”。意思是说，太阴类型的人，阴气多，阳气少，阴多则血浓浊，卫气运行不畅，阴阳不调和，因此筋脉弛缓而皮厚。所以，这种类型的人发生病变时，应急泻其阴，否则，不能转移病情而使疾病痊愈。

（2）少阴之人

“少阴之人，多阴少阳，小胃而大肠，六腑不调，其阳明脉小而太阳脉大，必审调之，其血易脱，其气易败也”。意思是说，少阴类型的人，阴气多而阳气少，他们的胃小而肠大，胃小则藏纳水谷少，肠大则传送水谷快，所以六腑功能不协调，胃小故见阳明脉大，而手太阳

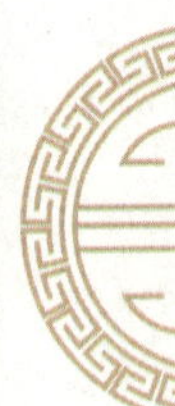

小肠脉偏大。这种人由于阳气少不能摄血，容易造成阴血脱失，阳气伤败，治疗时必须精心仔细调理。

（3）太阳之人

“太阳之人，多阳而少阴，必谨调之，无脱其阴，而泻其阳，阳重脱者易狂，阴阳皆脱者，暴死不知人也”。意思是说，太阳类型的人，阳气多而阴气少，应该谨慎地调治。治疗时应注意：不要耗脱其阴.只能微泻其阳。如果大泻其阳，阳气耗脱过多、过重，不能养神，就容易造成狂症；如果阴阳俱脱，往往出现暴死或不知人事的恶果。

（4）少阳之人

“少阳之人，多阳而少阴，经小而络大，血在中而气在外，实阴而虚阳，独泻其络脉则强，气脱而疾，中气不足，病不起也”。意思是说，少阳类型的人，阳气多而阴气少，他们的经脉小而络脉大。由于阴血在内而阳气居外，所以治疗时应当实其内在的阴经，而泻其在外的阳络，这样身体才能强壮；但是，这种类型的人，以气为主，如果单独泻其阳络太过，便会导致气脱，一旦形成中气不足，疾病就很难治疗了。

（5）阴阳平和之人

“阴阳平和之人，其阴阳之气和，血脉调。谨诊其阴阳，视其邪正，安容仪，审有余不足，盛则泻之，虚则补之，不盛不虚，以经取之”。这就是说，阴阳平和之人，他们阴阳之气平衡调和，血脉和顺。治疗时应该细心诊察其阴阳的变化及正邪盛衰的情况，并观察其容貌和仪表，再审视他们哪方面有余或不足，凡是邪气盛的实证应该用泻法，凡是正气不足的虚证应该用补法，凡是不盛不虚的，则从本经取治。

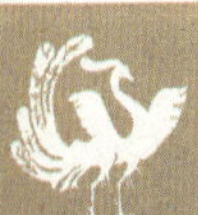

三、摄神调志方可养生

1. 形神兼顾，重在养神

形，指形体，包括了人体的皮肉、筋骨、脉络、脏腑及充盈其间的精血，它是人体生命活动的物质外壳；神，指人体的精神思维活动，包括了精神、意识、思维活动，它是人体生命活动的内在主宰。形体与精神之间存在着一种相互制约、互为依存的密切关系：一方面，形的存灭决定了神的存灭，神只能即形成存，决不能离形而生，神的生机旺盛只能建立在形体健康的基础之上。所以欲养神必先养形，用《黄帝内经》的话来说，就叫做"形体不敝，精神不散(《素问·上古天真论》)"。另一方面，神的健康与否，也直接影响形体的盛衰存亡，欲康健形体必须重视养神，否则"精神内伤，身必败亡(《素问·疏五过论》)。"可见养形与养神，二者必须兼顾，不可偏废。

然而，主张形神共养，绝不意味着把形、神放在同等重要的位置上。事实上就总体而言，中国养生学从来都视养神为首务，正所谓"太上养神，其次养形"。鉴于祖国中医学关于心神能统率五脏六腑、五官七窍、四肢百骸而为一身之主宰的生理观，所以古代养生家大多认为调养心神，不但能使心强脑健，有益于精神卫生，更为重要的是，通过养心调神还可以有助于调养整个形体。《灵枢·天年》说："失神者死，得神者生也"。《素问·上古天真论》也认为："精神内守，病安从来？"这些都充分说明了"神"在人的生命活动中所起的重要作用，即"得神""守神"，就能保持健康、祛病延年；反之，神伤则病，无神则死。由此可见，形神兼顾、养神为先确实是中国养生文化的一个显著特点。

中国养生文化中的上述“形神”理论初步定型于西汉时出现的《黄帝内经》，而《黄帝内经》的形神观则与中国古代哲学存在着一种密切的内在联系。《黄帝内经》第一次较为全面地解决了形神之间的辩证关系。

（1）《黄帝内经》结合人的生理特点，强调了形体决定精神、精神依赖于形体

《灵枢·营卫生会》指出：“壮者之气血盛，其肌肉滑，气道贯，营卫之行，不失其常，故昼精而夜瞑。老者之气血衰，其肌肉枯，气道涩，五脏之气相搏，其营气衰少而卫气内伐，故昼不精、夜不瞑。”

（2）《黄帝内经》认为精神反过来也能影响形体

《灵枢·本神》篇说：“怵惕思虑者则伤神，神伤则恐惧流淫不止。因悲哀动中者，竭绝而失生。喜乐者，神惮散而不藏。愁忧者，气闭塞而不行。盛怒者，迷惑而不治。恐惧者，神荡惮而不收。

《黄帝内经》正是从形神之间相互制约、相互影响的辩证关系出发，提出了形神并重的养生原则。《素问·上古天真论》说：“上古之人，其知道者，法于阴阳，和于术数，食饮有节，起居有常，不妄作劳，故能形与神俱，而尽终其天年，度而岁乃去”就是这种养生原则集中而概括的表述。

祖国养生文化还特别强调“养神为先”。

先秦时期道家学说的创始人，无论老子或是庄子，他们都十分强调“神”的内在主宰作用。庄子《刻意》主张“纯素之道，唯神是守；守而勿失，与神为一。”到了汉武帝时期出现的《淮南子》中，则进一

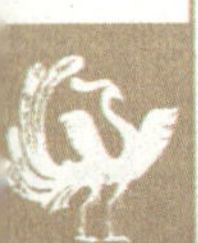

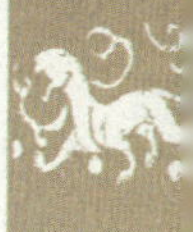

步继承发展了老庄的上述观点。该书作者认为："以神为主者，形从而利；以形为制者，神从而害（《原道训》）"，进而提出了以养神为主的养生原则。

作为中国养生理论奠基作的《黄帝内经》自然难免会受到这种哲学观点的熏陶，反映在养生原则上，那就是一方面注意到了形神之间的辩证关系，主张"形神兼顾"；另一方面在具体排定"养神"与"养形"的轻重位置时，又观点鲜明地提出了"失神者死，得神者生"的口号，主张"养神为先"。后世养生家主张"太上养神，其次养形"，强调养生的关键在于"摄神"，大体上都是沿着这一思路展开的。

在"形神兼顾"和"养神为先"这两条基本的养生原则中，后者在一定程度上更集中地体现了中国传统文化的总体特征。正如许多学者早已指出的那样，中国传统文化特别注重凝练内在生命力，这样自然要求将"神"放在优先考虑的位置上，中国养生文化是这样，文学艺术更是如此。以古代诗歌艺术为例来说，魏晋以后出现的各种诗论就十分推崇"神似"。严羽说："诗之极致有一，曰入神，诗而入神，至矣、尽矣、蔑以加矣（《沧浪诗话》）。"诗歌艺术中的上述观点，显然与中国养生理论强调"养神为先"的见解有着相同的文化基因。

2. 养生要端正好心态

重视养生与保健是社会发展的进步和必然，现代社会人人都想健康长寿，力求多看日新月异的多彩世界。而端正心态是保证养生获得最佳效果的方式，也比较容易做到，需要的只是时常记住调适自己的心态和言行，力求少忧多乐，从而达到健康长寿的目的。要做到端正养生心态，笔者认为做到如下几点十分重要。

（1）养生要持之以恒

保健养生需从年轻时做起，否则到中年时就会多病体弱，再怎么加强锻炼也已为时过晚。另外，不能等到身体有病时才想到养生保健，养生应该是人生的日常课。

（2）养生不必多禁忌

其实，养生最好的补药是有个好心情，只要不是过度偏食和作息无常，保持良好体质就是最佳的方式。

（3）养生要从小事做起

不酗酒，少吸烟，按时作息，不暴饮暴食，少生气少忧愁，饮食清洁卫生，穿衣适合时节，小处着眼，积小成大，健康和长寿就有保证。

（4）养生不能全靠药物

有人片面地认为养生就是经常去医院做检查，保健就是常吃药。据有关专家分析，健康长寿有60%掌握在自己手上，应尽量避免“药毒”之害，要合理饮食，适量运动锻炼，养成一个良好的生活习惯。

（5）养生不能总想病

不能总是想着自己这里或那里有什么毛病，不要有点不舒服就乱猜疑，因为长期疑心病可能就会因恶劣的心理状态而真的生病。所以，要适时进行体检，正确对待病情，乐观地生活。

（6）养生要想到社会

现代人不可能离群独居，环境状况以及人际交往都会影响个人的身心健康。所以个人养生要与社会行为相结合，共同创造良好的人类

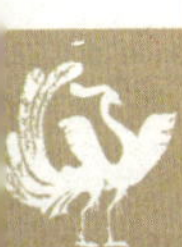

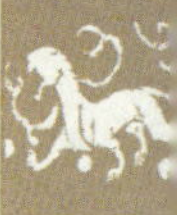

生活环境，培养和谐友爱的社会氛围。

（7）养生不要随波逐流

保健知识和用品都在增多，但万变不离其宗，一般人只要能掌握基本的保健知识就会受益无穷。故要加强学习，对新生事物要有正确的分析，不可盲从，摸索出适合自己的养生之道。

（8）养生要多腿走路

养生保健的方法千种万种，都有其科学的地方，不能只认定一种方式对自己有利而偏废其他。锻炼要活动到身体各部位，饮食要吃杂吃适吃全，作息要保持规律等。科学地进行综合保健。

养生保健的多元发展使现代人有了更多的选择余地，但端正心态才是健康的基础，也是促进人们长寿的重要因素。

3. 热爱生命是养生之道

人类是大自然的宠儿，是上苍创造的奇迹。对生命认识得越深，对生命便越加珍惜。唯有热爱生命，才能热爱生活，进而热爱世界上美好的一切。

生命如水，动而不腐。多数人并不是职业运动员，当然也就不必参与竞争剧烈的运动，但终生要与运动为伍。适当的、持之以恒的运动会让你的生命充满活力，阻止岁月的风霜悄悄爬上你的脸庞，为你履行社会责任奠定坚实的生命基础。我从长期的实践中，摸索选择了这样一种运动方式：每周中速跑一到二次，每次二十分钟左右，时间安排在下午下班后，效果良好。我不是健身教练，无法解释其中的机理，但成效是不容置疑的。热爱生命，让运动伴我们一生。

生命如花，需要绿叶的映衬。为健康培养一项有益的业余爱好，不是单纯的休闲娱乐，而是提升生命质量必不可少的手段，是工作与事业成功的助推剂。我喜爱垂钓，每个月总要到江河湖海去一两次，空气中丰富的负氧离子让我每每精神焕发，有时遇到渔铃大作，箭步提竿，如果上钩的是一只七八斤重的大鱼，少不了一番斗智斗勇的较量，十几分钟下来，不亚于一场百米冲刺，心速可达到100余次。那种有益于身心健康的体验会持续很长一段时间。我还喜欢养兰花，有百余盆之多，四季都有花开。在养花赏花的过程中，达到修身养性、陶冶情操的效果，并从兰花身上感悟了许多人生哲理，实在获益匪浅。热爱生命，从培养业余爱好开始，有了绿叶的生命之花，必定会芬芳更长久。

生命如海，要纳百川。人类与万物不同之处在于他的社会属性。既然生活在社会之中，面对各种复杂的人际关系，恩恩怨怨总是在所难免，如果你还担任或大或小的职务的话，因身份而来的难事怪事更是比比皆是。有时想开一些，干戈可以化玉帛，后退一步，前后左右全是路。当然，我并不赞成无原则地一味忍让，而是在弄清是非曲直的情况下，采取适度的心理反应，以博大的胸怀来对待周围的人和事。善待了别人，最终也善待了自己。如果一个人的心理平衡了，身体也就放松了，生命自然就更有光彩。要知道，大海因为苦涩，才成就了她的壮美。

热爱生命，让生命像一座伟岸的大山，融汇自然，繁育生机，善其身，进而公天下。

4. 养生须先修德行

我国古代医学家认为，养生必先养德。王文禄在《医光》中提出：

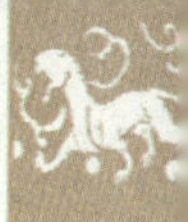

"养德养生无二术。"高濂在《遵生八笺》里说:"君子心悟躬行,则养德养生兼得之矣。"

为什么养生必先养德?乃因良好的品德修养,有益于健康长寿。早在春秋战国之时,孔子就提出"仁者寿"的主张,认为"大德必得其寿"。如果忽视德行修养,只是求助于方术药物,绝难益寿延年。晋代养生学家葛洪在《抱朴子》中说:"若德行不修,但务方术,皆不得长生也。"唐代孙思邈也强调指出,不讲究品德修养,即使服食灵丹琼浆,也无补于延年益寿。所以他在《千金要方》中说:"德行不克,纵服玉液金丹未能延寿。"明代名医孙志宏亦指出,如果不讲究道德修养,既不能延寿,也不能得福,所以讲究养生,首先必须讲究修德。他在《简明医彀》中说:"德为福之本,若其刚恶不肯好德,柔弱而怠于修养,则福极随之,而绝福寿根源矣。至养生一节,尤为修德之养也。"

古人强调在养生中要注重养德的主张,确有见地,讲求心理卫生,首选就要注意自我修养。例如追名逐利的精神枷锁不解除,大脑必难安宁,也必然加速衰老。已故前中华医学会会长傅连暲就大声疾呼:"个人主义往往是忧伤烦恼的源泉。因为个人主义者欲壑难填,一天到晚患得患失,忧心忡忡,妄想、愤怒和沮丧在他脑子里'大闹天宫',没个安宁,这样的人往往自食其果,老得快,就是其中一个。"

电影《甲午风云》中爱国将领邓世昌的形象曾给人们留下了难忘的记忆。正是李默然先生那出神入化的表演把邓世昌大义凛然、浩气长存的民族英雄形象表现得淋漓尽致。

李默然先生家住沈阳市松花江北街。他有早睡早起的习惯,每天清晨都拎着菜篮子去早市逛一圈。李老曾说："买菜、散步、接触社会就这样一举三得。回来后，再做一套自编的健身操，把全身的各关节都活动一下，一天都不会觉得疲惫。我很注重早餐的营养，晚餐也很少吃肉，这样的安排对老人尤为重要。"

李老喜吃面食。他一周要吃3次粗粮，零食却从不问津，也不喜欢辣味和甜食。对醋却情有独钟，每天两次，每次喝上一匙老陈醋。李老说："醋可以软化血管，预防血栓，粗粮则含有人体所必需的多种营养成分，常吃有益健康。"

当李老谈及养生之道时，他说："我很注意饮食结构，每天从事适当的身体锻炼。从不服任何补品，我认为养生须先养德。古人说：'德行不克，纵服玉液金丹也未能长寿。'可见，养德是高于养生的。"

打桥牌是李老最喜欢的娱乐休闲活动。每当和牌友对局时，从他那全神贯注的表情便可以猜出，这是一场没有硝烟的战争，充满着惊心动魄的斗智斗勇。

如果你有机会听李默然先生侃侃而谈，一定会被他那清晰洪亮、极富感染力的嗓音所震撼。如此嗓音，难道他有什么秘诀？"职业造成的。秘诀谈不上，只不过年轻时练过几年气功，使我受益匪浅。实际上，就是演员发声的基本功。气是声的底座，有气才能有声。直到现在，我的底气还是特别足。"李老说。

四、《黄帝内经》中的情志养生之道

调养精神意志的方法，既关系到脏腑气血的功能活动，又涉及排除干扰脏腑气血活动的精神因素。

"清静"是指精神情志保持淡泊宁静的状态，这是调神摄生的主要

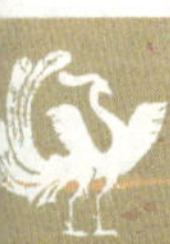

措施。

调神摄生，首贵静养，因万事万物，感传于心，心神日理万机，常常处于动而难静的状态。如果心神过于躁动，冲不内守，乱而不定，必然扰乱脏腑，耗伤气血，轻则招生疾病，重则催人衰老，减短寿命。所以养神之道，贵在一个“静”字。故清代养生家曹庭栋强调“养静为摄生首务”。

欲使心神清静，关键就是要保持思想上的“恬淡虚无”。“恬”就是内无所拘；“淡”就是外无所逐；“虚无”是虚权静驾，臻于自然的意思。“恬淡虚无”实即将除杂念，畅遂情志，神静淡泊，保持“静养”之意。

清静养神，有利于防病去疾，促进健康。《素问·生气通天论》说：“清静则内腠闭拒，虽有大风苛毒，弗之能害。”保持思想宁静元虚，意志平和调顺，人体正气充盈，肌肤固密，即使有很强的致病因素作用，也不会侵害人体。反之，心躁乱而不静，则可能招灾致祸，故《素问·痹论》说：“静则神藏，躁则消亡。”刘河间也强调说：“心乱则百病生，心静则万病悉去。”

清静养神，有利于抗衰防老，益寿延年。《素问·阴阳应象大论》说：“为无为之事，乐恬淡之能，从欲快志于虚无之守，故寿命无穷，与天地终，此圣人之治身也。”心神清静，之所以能起到抗老延年益寿的作用，是因为心神安静者，其精气日渐充实，形体随之健壮；而心神躁动者，精气日益耗损，形体必然过早衰老。古人之所以强调“静者寿，躁者失”，是因为心常静则神安，神安则五脏六腑的气机协调，精气日渐充实，自可延年益寿。

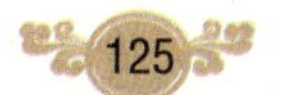

1. 神志养生法

传统医学中所称的“神志”，主要指人的精神、意识及思维活动。《灵枢·本神》篇说：“天之在我者德也，地之在我者气也，德流气薄而生者也。故生之来谓之精，两精相搏谓之神。”“德”是指自然界的规律与动力，“气”是指精微物质。天德下流，地气上交，阴阳相感，升降互因，始有生化之机，然后才有生命的出现，所以说“德流气薄而生者也”。神志养生法，是指通过内心世界的自我调节，排除贪念，保持心态平和，使之健康长寿的方法。包括以下几点。

（1）少私寡欲

少私寡欲是指对自己的“私心”和“贪欲”要进行自我克制并清除。

我国春秋战国时期的著名思想家老子、庄子是神志养生法的倡始人，他们提出了“见素抱朴，少私寡欲”的思想，即为人要质朴，不要私心太重，欲望太多。人生在世很难做到无私无欲，但私欲不可过多过高。何谓“贪欲”，是指那些可遇而不可求事物，贪欲常是造成痛苦的根源。有位作家解释三种痛苦的原因时说：“想得到却得不到——痛苦，经过艰苦的努力得到了，却发现不过如此——痛苦，得到的东西不经意丢掉了，事后才知道原来很重要——痛苦。

”只有通过自我克制来控制自己的欲望，清除那些不可能得到满足的“贪欲”，才能减少自己精神压力和痛苦。人生之中最重要的是要保持心身健康，要学会将私欲在自己的内心世界中进行自我调节，自我限制，自我清除。只有私欲少和没有“贪欲”的人才能淡泊名利，处世豁达，性格开朗，这样就会有助于心神的清静内守，以保持良好

的心理状态。平时恬淡虚无，与世无争，自然会精神内守，阴阳平和，气血旺盛，邪无所容，百病不生。《黄帝内经》中也提到“恬淡虚无，真气从之”，就是教导我们要少私寡欲。

（2）知足常乐

知足常乐是指对自己所处的生活与工作环境要有充分的满足感。《素问·上古天真论》认为，若能“志闲而少欲，心安而不惧，形劳而不倦，气从以顺，各从其欲，皆得所愿”，就可“年皆度百岁，而动作不衰”。究竟名利和身体谁重要？当然是身体。如果为了猎取名利，而全然不顾自己的身体，岂不是因小失大，得不偿失？无疑，如果一个人斤斤计较，患得患失，唯名利是务，久而久之，必然会损伤心神，影响健康。

老子曰：“乐莫大于无忧，富莫大于知足”，“无忧”和“知足”即是自我内心世界的自我体验和感觉，是情感世界自我调节的结果。在人生的旅途中，每一个人都有自己的位置，所以应该对自己的位置具有充分的满足感。“知足常乐”就是要这种满足感通过自我的内心世界的调节使之达到最高值。鱼儿不必羡慕鸟儿能够在空中飞翔，鸟儿也不必羡慕鱼儿能够在水中遨游，要珍惜自己的位置和已得到的东西。仔细想一想，你就会发现有些东西是你拥有而别人不可能得到的，而有些东西则是别人拥有而你不可能得到的。如果你总是去想自己拥有而别人无法得到的东西，你就会感到满足，感到快乐，感到幸福，心神自然清净；如果你总是去想别人拥有而你无法得到的东西，你就会感到失望，感到沮丧，感到不幸，心神就会感觉不安。自己对自己的生活环境（如家庭生活及居住环境）和工作环境具有充分的满足感，心情自然会愉快。一个人如果能做到无忧无愁，知足常乐就会有一个好心情，就会感到人生的道路上充满着阳光和欢乐，这样的人自然会健康长寿。

“多思则神殆，多念则志散，多欲则志昏，多事则形劳。”满足现状，积极进取，也是神志养生保健方法所需遵循的信条之一，即在满足自己目前生活与工作现状的同时，还要积极地进取，以取得更大的成绩。

（3）心胸豁达

心胸豁达是指性格开朗，心胸坦荡，气量大。

我国对 90 岁以上的长寿老人进行调查的结果表明，长寿的主要原因不在物质而在精神。长寿老人能够长寿的原因与其心胸豁达，性格开朗，知足常乐，衣食随缘，与世无争，随遇而安的精神状态有关。

想使自己的心胸豁达的方法之一，就要“走出小天地，融入大自然”。也就是说，不要总把自己封闭在家庭的小天地里，要走出家门，去饱览自然界给我们的恩赐——青山绿水，风景名胜，去感受大自然的情趣。花上飞蝶，草间昆虫，枝头歌鸟，水中游鱼及山野里的小动物，都能让人们感受到生活的乐趣，使人有一种脱俗入雅感觉，有利于胸襟豁达和性格开朗。试想一个“上观黄山之云海，下望碧海之波涛，以苍松翠柏为伴，以闲云野鹤为友”的人，还可能为日常生活中仨瓜俩枣的得失而苦恼吗？

在处理家庭问题和生活琐事上更应该豁达大度，夫妻之间要注重感情，淡化道理，强调优点，忽视缺点，忘记过去，重视现在，在生活中的一些琐事处理上要“难得糊涂”。对子女要坚持只提供建议和帮

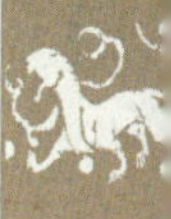

助，绝不能包办代替的原则，要相信他（她）们的能力，相信他们能够处理好自己的事情。

朋友之间要远距离看人，近距离看己，这样才做到严于律己，宽以待人，才能保证朋友之间的长久友谊。总之，心胸豁达是和睦的家庭气氛和亲密的朋友关系的基石，对人对己都十分有益。

（4）多行善事

多行善事是指多做些助人为乐的好事，从中体验到幸福感和满足感。

所谓多行善事，古人称“积德行善”，现在称“助人为乐”，都是指人们根据自己的能力贡献出爱心来帮助那些需要帮助的人。善事可大可小，大者可捐献千百万元以救灾或助学，小者可为迷路人指点道路，无论大小爱心是一样的。行善事者从助人行善中体验出自身价值的快乐，会有益于心身健康。

2. 谦和可益寿

谦和忍让，自古被看作美德，也是修身养性的重要内容。《彭祖摄生养性论》曰：“神强者长生，气强者易灭。”龚廷贤在《寿世保元》中曰：“谦和忍让，敬人持己，可以延年。”俗言也有“忍得一时气，换来百日春”之说。这些醒世之言，是教导人们凡事和为贵，遇事自我克制，泰然处之，息事宁人，心胸坦荡，宽容大度，可免灾祛病，益寿延年。

在人生舞台上，人们各自扮演一个角色，相互之间难免磕磕碰碰；况且，人间不成正比的事情多，让人过不去的事情多，委屈、伤心总是难免的。鉴此，人在旅途，就应学会谦和忍让。尤其血气既衰的老年人更需如此，不能当“老小孩儿”。

健康老人的共同之处就是：“对误解包涵宽容，得饶人处且饶人，谅人之短，帮人之过”。故而活得很潇洒，很健康。反之，凡事过分“较真儿”，甚至听几句闲言碎语、一点小小的摩擦，见火就着，开口骂人，招嫌结怨，烦恼重重，以致伤神损寿。医学研究证明：感情冲动、精神忧郁等强烈的精神刺激，剧烈的情绪波动，都会破坏中枢神经系统平衡和体内免疫防卫机制，引起心血管等多种疾病。

3. 豁达才能高寿

“高下不相慕”是《黄帝内经》里一句重要养生格言。意思是人的社会地位有高有低，不必相互倾慕，而宜各安于本位。在现实生活中，要真正做到“高下不相慕”是非常困难的，自古以来，不少人为了高官厚禄互相残杀，连脑袋都丢了，还谈什么养生呢？还有一些人，不但嫉妒比自己地位高的人，甚至连别人的才华、品德、名声、成就、相貌等高于自己时，都觉得不舒服，常常产生一种“无名火”，使心境抑郁、情绪烦躁。现代研究表明，妒火中烧之时，体内会发生一系列变化；如交感神经兴奋性增强、血压升高、血清素的活性水平降低，因而引起机体免疫功能紊乱、大脑机能失调、抗病能力下降。

高老是高中教师，年届九十，现离休在家。他从事语文教学半个世纪，桃李满天下，一些早年毕业的学生已经是大学教授或科学家。一次，相继退休的几个老学生相约去探望老师，只见高老鹤发童颜，精神矍铄，腰板硬朗，思维清晰，谈起话来还是像以前一样，富有哲理，逻辑性强，令几位暗暗称奇。

于是一位学生问起他的养生之道，众人猜想无非是经常运动、加

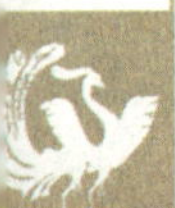

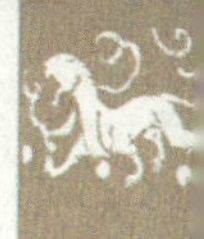

强营养、药物滋补之类，谁知高老出语惊人，说他的健康长寿在于性情的豁达。

高老的一生是历尽坎坷的，他经历了军阀混战、抗日战争、解放战争、新中国成立后的历次政治运动以及文化大革命。学生时代他是学生运动的积极参与者，新中国成立后当过优秀教师、人大代表，“文革”期间还被戴上“反动学术权威”的帽子，饱受皮肉之苦和人格侮辱，但他却挺过来了。后来被下放到农村，住在一个四壁透风的小黑屋里，冬季严寒难耐，生活条件十分恶劣，他也适应下来。这些都得益于他性格的豁达。

关于豁达，高老给学生们讲到了美国第 32 任总统富兰克林·罗斯福。一次，罗斯福家中失盗，被偷去很多东西，他的朋友得知之后，写信安慰他。罗斯福是性格豁达的人，给朋友回信说：“谢谢您来信安慰我，我现在很平静，感谢上帝。因为：第一，贼偷去的是我的东西，而没有伤害我的生命；第二，贼偷去我部分东西，而不是全部；第三，最值得庆幸的是，做贼的是他，而不是我。”这些理由是他心情平静的原因，也表现了他豁达的性格。

从医学角度讲，性格的豁达和心灵的宁静使人的阴阳平衡，气血和顺，情绪镇定。心静则杂念除，杂念除则气血通，气血通则身心健。假若是一个小肚鸡肠，受不了一点委屈，经受不了一点打击的人，那是适应不了现代社会的。试想，在茫茫人海中，在复杂的人际交往中，人哪会那么一帆风顺？假若遇到一点挫折就灰心丧气，遇到一点损失就耿耿于怀，对经济利益斤斤计较，以致心怀愤懑，郁郁寡欢，忧郁不已，那么必然损害健康，未老先衰，难登寿域。正如古医籍所说的：

“积忧不已则魂神伤矣，愤怒不已则魂神散也。喜怒过多，神不归室；憎爱无定，神不守形。汲汲而欲，神则烦；切切所思，神则败。”于是便短命夭亡。

现代养生学认为，自然界博大无边，人的欲望无止境，要以有限的生命，去追求无穷的物质利益，势必会劳神伤身，损害健康。因此，为了健康，要学会豁达。豁达不仅能保障健康，而且本身就是心理健康的标志。

4. 五志反应情绪，情绪决定养生

今天，物质文明飞速发展，人们自身的压力也越来越大，各种不良情绪在感染着这个社会，并且也在侵蚀着人们的肉体。身心失衡的现代人无时无刻不在这种红尘中摸爬滚打，心理上承受着各种痛苦的考验，从此，身体上也发生着各种各样的病变。

人们在为自己糟糕的心情找着各种理由，怨家庭，怨社会，怨能阻碍自己的一切，但很少有人能从自身寻找答案。每个人都有自己不同的思想，但其基本的规律却是相同的。只要认知这些规律，并且因势利导，每个人都会拥有一个快乐的心情。

情绪因素在疾病的发生、发展及预防方面起着重要作用。

然而早在两千五百年前，中医经典《黄帝内经》中，就已明确指出：怒伤肝，思伤脾，喜伤心，悲伤肺，恐伤肾。喜、怒、忧、思、悲、恐、惊，在祖国医学中被称为“七情”。一般情况，这七种情绪变化属于正常的精神活动，并不致病。但如果情绪波动剧烈或持续过久则影响人体的生理功能，导致气血阴阳失调、脏腑功能紊乱而发生疾病。

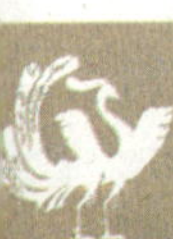

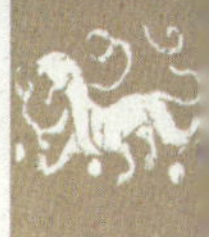

根据阴阳五行学说，我们在下面将为你分析七情六欲与五脏疾病养生的关系。

(1) 悲忧伤肺

过度悲哀，忧愁不解，会导致肺气闭塞，情志抑郁、闷闷不乐、神疲乏力、食欲不振等。

悲忧过度，易得肺部系统的疾病，如胸闷，哮喘；肺与鼻和气管相通，又容易得鼻炎，气管炎；中医认为：肺为相傅之官，主一身之气，悲忧则气消，容易造成免疫力下降，常患感冒，严重者为白血病。

肺，为相傅之官，治节出焉，五行属金，通鼻，主皮毛，在音为商，在声为哭，在变动为咳，在志为忧，忧伤肺，喜抑忧。

另外需要女士们引起高度注意的是：肺主皮毛，爱美的女士千万不要过度忧郁，否则皮肤光泽不再，未老先衰。喜伤忧，喜悦能抑制悲忧，而肺又为宰相，治理“国家”，所以你要笑口常开。

(2) 思虑伤脾

思虑过度，则脾失健运，出现食欲不振、消化不良、腹胀便溏、形体削疲，或睡眠不佳，多梦健忘，心悸怔忡等症。

随着当前社会竞争激烈，每个人都有着相当的压力。思虑过度，则容易得脾胃系统的疾病，如脾胃胀满，消化不良，面黄肌瘦，尤其是对于高强度脑力工作者，如科研人员，高考学生等，吃不下饭是时有发生的情况，严重者容易引起胃溃疡，十二指肠溃疡等消化性疾病。思则气结，当思绪过度，由此引起饮食上失衡而造成人体瘦弱的情况，应引起我们的重视。

中医说：脾，为仓廪之官，五味出焉，五行属土，通口，主肉，在音为宫，在声为歌，在变动为哕，在志为思，思伤脾，怒胜思。

另外需要大家注意的是：五味使人口忙，我们过于喜欢美食，也是心绪相迷所致。长期暴食美味佳肴，如大鱼大肉，山珍海味等，易使你拥有一身累赘肉，并且造成高血脂、高血压、高血糖的症状，不贪美味，合理饮食，才是长久养生之道。暴食伤身，为了自己的身体健康，请大家守住自己的心，管好自己的嘴。

（3）怒气伤肝

你是否有这样的体征：当你生气时，面红目赤，青筋暴起，怒气冲天。如果有那你就要当心了：所谓怒则气逆，当你生气时，你身体整个气血都往头上涌，最直接的后果就是容易心脑血管爆裂，造成脑出血、脑血栓、心梗等严重的后果。即使你不发作出来，也同样具有危害：因为你其实也在发怒，只不过怒不敢言，压在心中罢啦。而对于那些长期搞谋略，策划，常在心中做事的朋友，长期保持这样的状态，轻则容易肝血亏虚，造成贫血，肝自身防御能力下降，易染甲肝，乙肝等传染性疾病，重则引起肝硬化、肝癌等不可挽回的疾病。

大怒不止，则肝气上逆，出现头晕胀痛，面红目赤；甚则肝血失常，血随气升，并走于上，蒙蔽清窍，引起神昏暴厥。肝气横逆犯胃，则见食欲不佳，呕吐呃逆；犯脾则见腹胀，泄泻等症。遇事不遂愿就闷闷不乐，心情不快，久之肝气郁结，肝失疏泄而出现胁肋胀满，嗳气叹息，甚至导致抑郁型精神分裂症。若遇事不冷静，暴怒伤肝还会出现肝气上冲，头晕目眩；气冲血崩出现脑血管意外，语言不清，半身不遂严重症候。

因为按照中医的说法：肝藏血，主疏泄条达，肝在中医里被称为

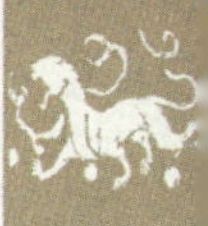

女人的先天之本，对于女性朋友，当你经常闹情绪时，就容易得乳腺增生、子宫肌瘤、盆腔炎等疾病。女子月经周期也受情绪影响密切，怒则气上，血不下行，瘀于其中，则易造成腹痛，气滞，甚则月经失调、闭经等严重的后果。故《黄帝内经》说："肝，为将军之官，谋虑出焉，五行属木，通目，主筋，在音为角，在声为呼，在变动为握，在志为怒，怒伤肝，悲胜怒。"所以，希望大家要真正做事业上的"将军"，而不要做情绪上的"将军"！

（4）恐惧伤肾

《黄帝内经》云："大惊卒恐，则气血分离，阴阳破散"。肾，为作强之官，伎巧出焉，五行属水，通耳，主骨，在音为羽，在声为呻，在变动为栗，在志为恐，恐伤肾，思胜恐。

所以，我们经常能在电视电影作品中看到，当一个人极度恐惧时，会被吓得屁滚尿流，甚至死亡。这并不是夸张的艺术表现手法，而是现实存在的。因为恐则气下。长期的恐惧，轻则容易出现腰疼，四肢僵硬乏力，二便不畅等现象，重则易得肾炎、膀胱炎、尿毒症等疾病。

其实，生活中的任何事情只要静静地去思考，都会有解决的方法，俗话说："天塌下来，有高个顶着。"自我安慰，使自己的心绪平静下来，再好好地思考一下，任何恐惧可怕的事情便会消失得无影无踪。天有三宝日月星，人有三宝精气神。而肾藏精，为人先天之本，肾又主水，为至柔之物。这就要求我们对于世间任何事都要有一颗善柔之心，多关爱他人，常做好事善事，这样才能心安理得。

（5）喜笑伤心

喜则气缓，过度的嬉笑使人精神不集中，以致心气涣散，轻则易为疯癫，如范进中举，就是过度高兴以致心气涣散而疯。《医学入门》也指出："暴喜动心不能主血"。意思是过喜则使气血涣散，血行不畅。那么，最重的后果就是像牛皋那样因笑而忘生。中医认为：心，为君主之官，神明出焉，五行属火，通舌，主脉，在音为徵，在声为笑，在变动为忧，在志为喜，喜伤心，恐胜喜。《黄帝内经》曰："暴怒伤阴，暴喜伤阳。厥气上行，满脉去形。"这里的满脉去形，即是情志先伤阴阳，后伤形体的结果。心为君主之官，其他情绪最终都会影响到心的变化，正如《黄帝内经》所云："悲哀愁忧则心动，心动则五脏六腑皆摇。"心受伤，人体的整个功能皆会受损，可见，心在五脏六腑中的重要性。

所以，拥有一颗稳定向善的心灵，拥有良好积极的心态，正确看待生活中的人人事事，调整好自己的情绪，使自己拥有一个健康的身体。

（6）如何调整情绪来养生

"虚贼邪风，避之有时，恬淡虚无，真气从之，精神内守，病安从来？是以志闲而少欲，心安而不惧，形劳而不倦，气从以顺，各从其欲，皆得所愿。"《黄帝内经》为我们的身心健康提出了整体的方案，那么我们怎么去调整呢？

①端正心思。

自然是平衡的，天人相应，对于人，也要求保持一种平衡的心态。"心不在焉，视而不见，听而不闻，食而不知其味。此谓修身在正其心。"《大学》的谆谆教导，告诉我们要时时反思自己的心态与行为，是否符合自然之理？是否符合仁义之道？是否符合养生之法？春生夏

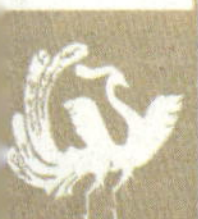

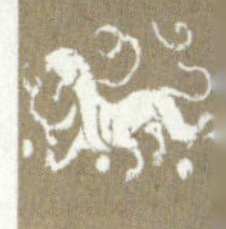

长秋收冬藏，世间万物因时而生，因时而灭，身体也是如此。不能为了享受，不顾身体的承受能力，盲目进食、一味追求刺激，最终落个身心疲惫，百病缠身。

生存在当前这种瞬息万变的社会，人们心态极易受到各种物质上的诱惑而失衡，忙忙碌碌不知所为。再加上工作压力加大，许多应酬接连不断，人情关系错综复杂，健康的概念也随之淡化，人们在肆意挥霍着自己的身体的同时，也在为此而付出惨重的代价。

君子问祸不问福，可凡人多求富，来之即喜，失之即忧，而不知福兮祸所伏，祸兮福所倚。曾子曰："吾日三省吾身"，这种反求诸己的方法，不仅在于端正自己的行为礼数，更对于自身的健康也是一种有效的方法。这种方法在佛家称为内参，在道家称为返观内照，其本意都是相同的，就是让我们经常扫除心中的不平，处事而不乱，保持一个平稳中正的心态。只有这样，我们的身体才不会受情绪影响，而快乐地生活着。

②改变生活态度。

切记人生需要生活，但万万不可为生活所累。端正思想，调整心态，平静追求，凡事多以平常心对待，感悟生活之道，其乐无穷，健康幸福。生活之路要一步步走，当我们每跨出一步时，是否走斜，是否偏离了良知，都需要我们及时去纠正，及时扫除心灵中的垃圾。

老子说："重为轻根，静为躁君，心不静则难以明。夫物芸芸，各复归其根，归根曰静，静曰复命，复命曰常，知常曰明。"所以，怎样静下你的心，才是明心的关键所在。

"遇心绪烦乱之时，侧卧于榻上，遂静心数息，数至数百，则心火下降，气爽神清，烦劳不苦，智慧聪明。”这是清代名医汪昂所教之法。他告诉我们：心绪烦乱的时候，索性暂时抛却琐事，安静一段时间。因为此时无论你做什么事，因为受到情绪的影响，都不会起到好的效果，反而无益于事情发展。

使我们的心常清，常明，常静，使我们纷乱的心绪犹如秋叶纷纷而落，不再困扰心神，对我们的身心健康大有裨益。这需要我们放下太多执着。放下执着不是没有追求，放下烦恼不是绝情寡欲，只是，当我们追求过多而导致自己心里迷惘的时候，当我们在人世中在意太多、失落太多、迷失自我的时候……保持一种平静的心态，就会发现：幸福就在我们身边。

5.“七淡”，老年养生之道

《黄帝内经》中主张“恬淡虚无”“志闲而少欲。”《红炉点雪》则强调“若能清心寡欲，久久行之，百病不生。”事实证明，只有少私寡欲，精神才能守持于内。很难想象，一个私心太重、欲求不止的人的情绪能够安静得下来？《太上老君养生诀》说：“且夫善摄生，当先除六害，然后可以保性命延驻百年。何者是也？一者薄名利，二者禁声色，三者廉货财，四者损滋味，五者除佞妄，六者去妒忌。”

诸葛亮有句名言：“非淡泊无以明志，非宁静无以致远。”向老年人提倡以下的“七淡”养生是尤为必要的。

（1）淡泊名利

名利这个东西，本是身外之物，生不带来，死不带走。若不自觉地，专注追名逐利，把名利当包袱来背，定会越背越沉重，压得你喘不过气。到头来，落得个身败名裂，又何苦呢？

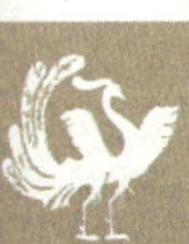

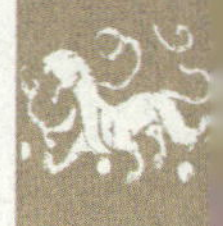

（2）淡漠荣辱

人生道路是曲折的，有过理想和失望，有过喜悦与忧伤，也有过光荣与屈辱；不要把个人得失耿耿于怀，对荣辱更应置之度外。做到受宠不惊，受屈坦然。

（3）淡忘年龄

老人忌讳年高，容易产生恐惧心理，常把“老了”“不中用了”挂在嘴边，这是情感的反映和坐待人生结束的心态，会给自身健康笼罩阴影，对身体产生消极影响。要认识到自己有经验丰富的优势，当今社会需要老人做的事情很多，只要淡忘年龄，从心理上解放出来，人生就必定能再次创造价值。

（4）淡忘形体

庄子说：“养老者忘形”。就是说，修身养性应忘却自己衰老形体的存在。这样，就什么也不怕了。遇病能正确面对，不悲观、不焦虑、不消极，积极治疗，自然有利于战胜病魔，康复身体。

（5）淡化衣食

对于起居饮食，不要要求过高。要正视老年生理的变化，住处幽静，衣当保暖，吃宜清淡，不可追求奢侈挥霍，不放纵饮食口欲。避免因此而伤害身心。

（6）淡薄情怀

一切喜怒哀乐之事，都宜淡然若忘，使神情超脱。忘怀指的是不自扰，不自悲，不沉沦，做到视有若无，豁达宽度。

（7）淡水交友

古人说：“君子之交淡如水”。我们交朋友，也要遵循这一古训。

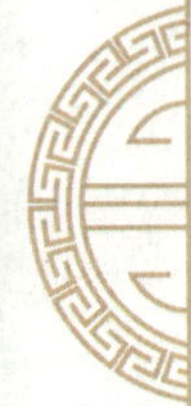

交朋友对任何年龄的人都是有益的。交一两个知己，好处就更多了。有助于消除失落感、孤独感和寂寞感。朋友重在志同道合，情投意合，不在礼品往来，而在感情交流，互相帮助，取长补短，增加乐趣，这样会使晚年生活更充实、更美好，身心健康，自己延年益寿。

6. 坚守“淡泊”那一方净土

《黄帝内经》中关于情志养生反复强调的一个理念就是“恬然淡泊”，也许说起来很容易，但是要实现它却是要下狠功夫的。

大千世界，物欲横流，人心浮躁，各种各样的诱惑充斥其间。在令人眼花缭乱、目迷神惑的世相百态面前，能神凝气静，坚守自己的精神家园，在平淡中品味无欲无求的超然，尤其难能可贵。现实生活中，有的人面对功名，不出卖灵魂，不一味攫取；面对权力，不出卖人格，不趋炎附势；面对金钱，不无视公道，不巧取豪夺。相反，有的人却心旌摇荡，欲望极盛，不能自持，整日被官欲、利欲、色欲、贪欲、嗜欲所迷并陷入其中。古往今来，贪欲不知毁掉了多少人的功名事业，不知使多少贪得无厌、心术不正之人身败名裂，命赴黄泉。

人生，从来就面对着许多的诱惑：功、名、利、禄、物、色……凡此种种，总给人一种强烈的刺激和奇妙的幻想。刺激是最易使人欲望膨胀的，幻想则易使人心态迷乱。面对诱惑的陷阱，欲望的泥潭，唯有“慎独其身，固守淡泊”，才可以拒绝诱惑，建立起自己坚实的理性王国。

固守淡泊，是一种崇高的境界和心态，是对人生追求在深层次上的定位。懂得淡泊并能做到固守淡泊的人，就不会在世俗中随波逐流，追逐名利；就不会为身外之物得而大喜，失而大悲；不眼热权势显赫，

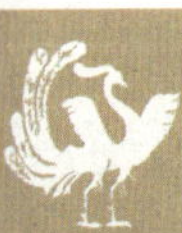

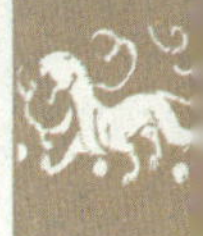

不妒忌金银成堆，不乞求声名鹊起，不羡慕美宅华第。

固守淡泊，是无杂念扰于心，不为凡尘中各种搅扰、烦恼所左右，以一种平常心为人处世，用坦荡的豪情面对人生路上的风雨；也是一种理智，是用坚韧的意志迎击人生路上的种种诱惑和阻碍。淡泊可以将高雅气度、高尚情操、高风亮节交融互补，并相映生辉；淡泊与贪婪凶残、阴暗卑鄙、阿谀奉承高度绝缘。淡泊者，包容万象，谦谦于怀，遇喜怒哀乐，皆泰然处之，尝酸苦辛辣，均受之如饴。

固守淡泊是一种修养的过程。提高修养，一种是用“吾日三省吾身”的方式，不断进行自我反省，自我解剖，把握自己，刚正廉洁，即在功成名就之时不飘飘然，昏昏然，随时保持一种清醒和理智；另一种是“退而省其私”，遇到问题时，善于平息内心的烦恼，视不义而富贵如草芥，声色犬马如粪土，通过独善其身而达到豁然开朗的境界。

淡泊，是别人都忙于随波逐流时自己仍然保持的那份坦然。淡泊，使人获得心理上的平衡；淡泊，使人卸去沉重，减少悲戚，平添轻松和欢乐。人生能够淡泊是一种高品位的精神享受，是一种莫大的福分，是对生命的一种珍惜。

7. 敞开心扉，切莫独忍

《黄帝内经》认为：“怒则气上，思则气结”。生活中的不顺往往容易让人情志不畅，情郁于中，此时就要及时排泄，及时发遣，切莫忍气，日久会气结而成疾患。

俗话说：“人无千日好，花无百日红”。不管是夫妻、朋友、上下级之间都会有矛盾，发生矛盾，要采取合适有效的“吐”的方法，把心里的怨气、怒气，恶气吐出来，能帮助我们维持良好的情绪，能使我们有效、灵活地应对各种变化，健康、愉快地生活。

现实生活中，常见一些人遇到不顺心的事，或者受了委屈，遭了诬陷，被冤枉等，而产生一股怨气、闷气、怒气乃至恶气等，如果不及时宣泄，就会憋成各种疾病，而“气”憋成的病，一般又是难治之症，如神经衰弱、忧郁症、内分泌功能失调、心脏病、神经病等。

有调查发现，把烦恼和不快唠叨出来的妇女，比那些靠吸烟、喝酒、服镇静药消愁的妇女身体健康，后者易患神经衰弱、月经失调和内分泌功能紊乱。

长期的沮丧和忧伤最终会导致忧郁症。当出现这种疾病时，最好的方法是大哭。一切烦恼随泪水一块儿流出。哭能将体内过剩的压抑物质甲状腺氨酸随泪水流出，使人体物质本能地维持平衡，从而消除压抑。

专家们指出泄气的方法很多，如找亲戚朋友倾诉，跟爱人唠叨，写信，写日记，也可以大骂一顿，大哭一场等。

现在，国外出现了所谓的发泄俱乐部。在这里，人们做各种自己想做的事来发泄心中的怒火，使心中的怒气得到宣泄。

现代医学认为，负面情绪若超过人体生理活动所能调节的范围就可能与其内外因素交织在一起，导致癌症的发生。

对癌症患者做心理调查时发现，有克制、压抑、不满悲观等情绪的人，更容易发生癌症。医学界的一项调查表明，在食管癌患者中有56.5%的人在病前有忧虑和急躁消极情绪；另一项调查结果表明，性情急躁者占癌症患者的69%，并且在患癌前半年有过重大精神创伤。还有人调查发现，癌症患者病前有明显的不良心理因素影响者高达76%，

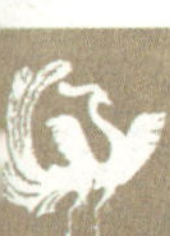

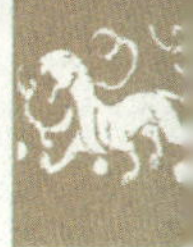

而患一般疾病的人却只占32%。以受到精神刺激强度来比较，癌症组患者所受到的精神刺激强度比一般组患者要强。

因此，人们在生活中要善于驾驭自己的感情，遇到不幸或不顺气的事应泰然处之，努力解脱抑郁或痛不欲生的厌世情绪，振作精神，保持体内环境，尤其是精神情绪的平衡。性格要豁达乐观，生活要丰富多彩，这才是明智之举。

8. 性格缺陷要自知

根据前面文章对人性格的分类，我们不难发现，要想在情志养生之路上走得更加深远，性格上的缺陷不可不知，也不可不改。

性格，是人在长期的现实生活中逐渐形成的一种比较固定的心理特征，或叫做“心理烙印”。生活中，每个人都有各自不同的性格表现，比如：有的人安稳好静，遇事不慌；有的人急躁，好动，点“火”就着；有的喜欢孤僻离群，兴致索然；有的爱好社交，活泼开朗；有的人做事犹豫不决，前顾后虑；有的则做事雷厉风行，泼辣果断等。心理学家根据人们的这些习惯性的表现，将人区别开来。

苏联生理学家巴甫洛夫指出：“性格是先天与后天的合金。”一语揭示了性格的来源。所谓“性格缺陷”，就是指与众不同的特殊性格，比如：孤僻、懦弱、敏感多疑、多愁善感、好生闷气、对人冷淡、生活方式刻板等。俗话说：“近朱者赤，近墨者黑”。父母性格古怪，生活习惯奇特，对子女管教不当，家庭长期不和睦等因素对第二代的精神发育和性格的形成都将产生极重要的影响。

有性格缺陷的人，不仅给自己的工作、学习、恋爱、婚姻、社交等带来很多障碍，产生痛苦与烦恼，对自己的精神健康也是一种潜在的威胁，医学上将这种性格称为“易感素质”，就是说有性格缺陷的人，一旦受到强烈的精神刺激，其中一部分人很容易诱发某种精神疾病，而另一部分人可能终生保持这种性格缺陷。

情绪忽冷忽热，为人处世全凭感情，好当众显示或夸耀自己才能，乐意成为引人注目的中心，叙述事情喜欢添枝加叶及多言善辩的人，易患躁郁症或癔病。

胆怯、自卑、敏感、依赖性强、缺乏自信或主观、急躁、好强、自制力差的易患神经衰弱。

生活规律严谨，刻板，单调，紧张有余，活泼不足，办事谨小慎微，担心时多，放心时少，优柔寡断，唯恐出错，对自己过分克制，从不苟言笑，在众人面前说话拘谨、发窘的人，易患精神分裂症、强迫症、恐惧症。

沉默寡言，胸襟狭隘，好生闷气，情绪不稳，拘谨，对自己估计过低的人，易患忧郁症。

需要指出的是，性格上的某种缺陷并不影响大脑功能的正常发挥，有性格缺陷一两个特征的人，仍可照样进行正常的工作、学习和社会生活，无碍身心健康的大局。因此，不必烦恼，更不必对号入座。所谓“江山易改，禀性难移”，是说人的性格有一定的牢固性，改起来比较难，但绝不是说不能改变。有性格缺陷的人，应通过学习和社会实践加以补救。这对身心健康都是有益的。

9. 五行之人的情志养生

中医把人的个性特征，按照五行学说分成五种类型，以指导人们的养生保健，现在分述如下。

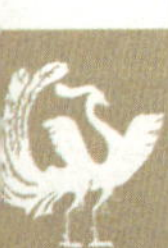

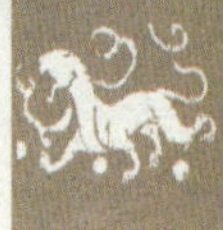

（1）火行之人

性格特征：急躁，易发怒，好与人争，有气魄，喜进取，做事快，胆量大，性直爽，神情常处于紧张状态。

养生之道：加强自我修养，自觉地养成冷静沉着的习惯。少与人争，以减少激怒。

思胜怒：尽量把精力放在思考与钻研上，并常以喜乐调节之。常听轻松、幽雅、恬静的音乐，间或配以低沉的乐章。

居室：常种花草消闲，赏花悦心，森林逸兴，书画静神。室内，衣着常使冷色，以合欢枕，菊花枕，长寿枕睡觉。广东等炎热区域每天最好冷水浴，以收镇静之效。放风筝、钓鱼陶冶情操。

气功以练静功为主，加强意识内守。

饮食方面，远烟酒、辛辣厚味和肥腻助阳之物，多用清淡、滋阴之品。

一年之中春夏，一日之中上午，肝阳升发，心火亢旺，此形之人，最易暴怒发火，尤须避免激怒的事物。

（2）木行之人

性格特征：内向，神情低沉，心胸狭隘，处事忧虑，多愁善感，颇有才智，好用心机，心常苦闷，做事认真，胆小自卑，怕与人事，神情常处于抑郁状态。

养生之道：加强自我意识锻炼，多读积极的、鼓动的、富有乐趣的、展现美好生活的书籍，培养自己开朗、豁达的胸怀。

喜胜忧：主动地寻求欢乐，多参加社会活动，常看喜剧、滑稽戏，相声以及富有鼓动、激励情志内容的电影、电视。远悲剧、苦戏。常

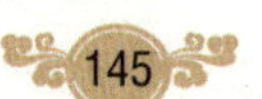

听激昂高亢的音乐，以提高情趣。

居室：屋内花香明快，以暖色喜色为主，应用香料灌枕睡觉，以爽神畅志。常外出旅游以畅心胸。

气功：强壮功、保健功、站桩功。

饮食：少量饮些酒和咖啡，以活动血脉，提高大脑皮层的兴奋灶，常食梅花粥、陈皮粥、山楂粥之类，疏肝利气之品。

此种人耐春夏不耐秋冬，一日之晨午，一年之春夏，阳气升发，其人神情爽朗，而夜晚、秋冬，阳气潜伏，气氛压抑，易郁闷，应避免忧愁之事发生。

（3）土行之人

性格特征：开朗，神情豁达，多智少愁，心情安定，不急躁，喜交往，随机应变，适应性强。

养生之道：重在“静神”，除阅读、音乐、文娱、香花、泉疗外，要多做具体工作和多干实事。

居室：闲暇之余，可多移花种木，习书画，钓鱼，以凝神静志。切忌饮酒作乐，无事聊天，高谈阔论，以免大伤神气。多眠少动，一夜不眠，十日难复，应该特别注意。

气功：静养功。

饮食：以清淡为宜。此种人一般耐秋冬，不耐春夏。

一年之中春夏之季，一日之中晨午之时，应注意凝神静志，精神内守。

（4）金行之人

性格特征：平静，神情稳定，为人敦厚，做事认真，心地坦然，

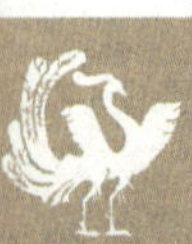

寡言缄默，淡名利，求稳健，少开拓。

养生之道：如慎起居，适寒温，节房事，生活有节，再以音乐、文娱、书画，快乐神明，香花、色彩悦心志，气功锻炼精气神。

（5）水行之人

性格特征：活跃，神情不定，为人刻薄，心地不善，心胸狭隘，善于欺诈，好搬弄是非，贪名利，性轻浮，常忌妒，大话连篇，做事马虎。

养生之道：应正思虑以养神，加强自我意识锻炼，多读道德修养书籍。常听开朗、明快的音乐，看正派的电影、电视、戏剧等。远邪恶、亲善友，多做有益之事。气功静养，坐禅，亦有扬善除邪之功。

人的性格是在不断地受到社会生活影响、教育影响，以及自身的实践锻炼下，长期塑造而成的。所以性格一经形成就比较稳固，而且贯穿于人的全部生活中。由于性格会影响人的情绪的发生与变化，进而也就会影响人的身心健康，影响到一些疾病的发生与转归。

与此同时，人的性格是可以改变的，随着性格的改变，本来有些与性格有关的疾病也相应地随之而减少或不发生，就是原来有的病也容易治愈。因此，人人都应当了解自己的性格，努力使自己形成良好的性格，对于身心健康大有好处。

10. 心底无私天地宽——“宽容”养生

记得有一个故事，讲的是楚庄王一次夜宴群臣，殿上的蜡烛忽然熄灭。这时有人暗中牵王后的衣服，王后怒而扯下他的冠缨，并要求庄王查办。楚庄王没有这样做，而是命令大家都扯下冠缨尽情欢乐。后来吴兵攻楚，有一人抗击敌人特别英勇，庄王问之，他说：“臣，先

殿上绝缨者也。”

“人非圣贤，孰能无过”。圣贤也不例外，人总是要犯错误，这些错误常常会刺激人、伤害人、迁怒人，使平静的生活风波骤起。朋友不忠、邻里不睦、夫妻不和、同事不谐等，都会使你陷入感情沼泽，使你悲伤、痛苦、气愤甚至憎恨。即使你压抑、克制，不让“火山”喷发，但怒气也很难消失，它会像阴影一样时刻伴随着你，影响你的思想、感情、工作、学习和生活。这时如果不用宽容来调节自己的情绪和冲动，就会得理不饶人，做出损害别人的事，造成同志疏远，家庭不和，甚至以错反错，在公众中造成不良影响。

宽容是处世做人的一种品格，对有缺点的人，对反对过自己的人，甚至损害过自己的人，采取宽容的态度，不仅不是软弱，而是一种大度，是一种向前的远识。

宽容包含着温柔和友爱，显示了气度和力量。宽恕会使你“大肚能容天下难容之事”不计较个人的恩怨得失，把友爱看得更有价值，把自己塑得比较完善。宽容需要勇气，需要爱心，需要付出，需要奉献，把“宽容”的礼物送人。如果我们不能宽容别人，就有可能从别人那里得不到宽容。所以要允许别人犯错误，给别人机会和时间改正错误。有人认为宽容是姑息错误，是弱者的表现。恰恰相反，宽容是爱心和坚强的展示，因为只有弱者才吝惜宽容。

五、静心养生，可得永年

1. 静心养性意延年

《素问・灵兰秘典论》说：“凡此十二官者，不得相失也。故主明则下安……主不明则十二官危，使道闭塞而不通，形乃大伤。”心神能

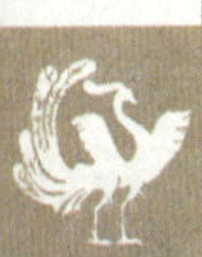

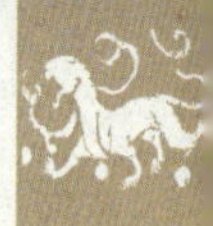

正常行使统帅调节职能，则各脏腑组织协调有序，活动正常，否则，心神不明，则危及各个脏器，危及整个生命。所以，静心而养生是很重要的。

有人曾将明清两代的帝王、高僧、名书画家作了比较：书画家平均寿命80岁，高僧66岁，帝王不足40岁。由此说明，书画家的书画活动比高僧的修行更有利于健康。

宋代词人秦观，因政治上倾向旧党，累遭贬谪，精神苦闷，心境忧郁，竟至卧床不起。友人高仲符闻讯赶来，特地带上唐朝诗人王维的一幅《辋川图》对他说："阅此图可以治疾。"秦观得画甚喜，阅于枕上，不由得全身心陶醉于山水楼台之中。于是，在不知不觉中情志畅达、脏腑调和了，"数日疾良愈"。

书画保健疗疾的例证并非我国独有。美国一医院亦利用"画窗"治病，让病人抬眼从屋顶的玻璃窗，看到葱绿的树木和透过树叶洒落的阳光，以此来减轻患者的忧虑，排解病中的无聊，降低病人紧张程度，达到促进医疗效果的目的。在日本，画廊里典雅的装饰，合理的灯光，悦耳的音乐，令观赏者在欣赏艺术作品时，仿佛脱离了嘈杂的现实生活，进入忘我境界。

清代画家方薰在《山静居画论》中有精辟见解："画家一丘一木、一草一花，使望者息心，览者动色。"书画之所以祛病延年，其中奥秘在于：

第一，静心养性。"一管在手，万念俱消"。书画创作时，需绝虑凝神，心平气静，一心追求墨迹的完美，使大脑"入静"，无疑是一种精神的寄托方法。

第二，美意延年。书画家在完成作品之后，除了享受美的艺术之外，创作欲还得到满足，喜悦之情油然而生，对身体健康有益。创作者和观赏者通过对书画的赏鉴，触发情感产生双向的心理保健效果。

第三，乐观生寿。书画家特别是山水画家，大多处世乐观，为人豁达，心胸开阔。这得益于他们壮游万里，饱览河山无限风光。

第四，强健体质。书画运笔本身就是一种较全面的身体运动。另外，外出写生，跋山涉水也是一种强健体魄的运动锻炼。

2. 顺其自然寿自高

《黄帝内经》中提到“心安而不惧”，在养生的道路上，不要刻意强求，顺其自然的人，往往能走得更远。

东汉哲学家王充认为，延年益寿势在可行，益寿之道贵在顺乎自然，所谓“无为”者是也。他在《论衡》中说：“人生皆当受天长命”，“人生于天地，天地无为，人禀天性者，亦当无为”，“人本于天，天本于道，道本其然，顺乎其然，即是最上养生之道”。《黄帝内经》云：“上古之人春秋皆度百岁，而动作不衰”，关键即在于上古之人“法于阴阳，和于术数”，顺应自然。

人的夭寿既决定于先天的遗传，又与后天的保养密切有关。若先天强实，发育健全，后天的保养又合乎生理要求，其人便能尽享天年；若先天不足而能得到后天的保养补充，亦能增寿；若先天强实，后天不断地违反生命的自然规律，则不易长寿。

古代人类很大比例为穷乡僻壤之民长寿者居多，他们未必刻意研究长寿之道，一切顺乎其然，忙时忙，闲时闲，然而精力充沛，尽享天年。

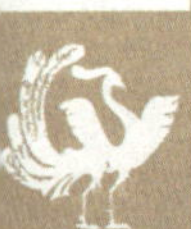

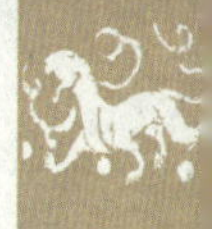

顺乎自然，乃是防老抗衰，祛病延年之宏旨。若违背自己的生活习惯，勉强自己的意志去遵守那些极端的养生戒律，是对自己的虐待，只能获得相反的效果。但亦反对那些放纵任性的“顺乎自然”者。太过和不及都不能达到平衡。张赞臣先生说：“顺个性而生活，随爱恶而取舍，不逆乎自然，毋戕乎自身。”诚为养生之真言。

3. 养生先养心

“心理平衡”是健康长寿的基石。对于现代都市人来说，谁拥有了心理平衡谁就拥有了健康和长寿。“养心”就是拥有心理平衡的重要方法。如何“养心”？

（1）德者养心

“积善成德”，德的核心是做善事。中医认为德高者五脏淳厚，气血匀和，阴平阳秘，所以能健康长寿。庄子说，有修养的人“平易恬，则忧患不能入，邪气不能袭”。管子言：“人能正静，皮肤裕宽，耳目聪明，筋信而骨强”。荀子也说：“有德则乐，乐则能久”。孔子精辟指出：“大德必得其寿”。唐代名医孙思邈则认为“德行不克，纵服玉液金丹，未能延年”，“道德日全，不祈善而有福，不求寿而自延，此养生之大旨也”。相反，德劣者往往病多寿短。巴西一位学者经三十年研究发现，有贪污受贿罪行的人，癌症、心脏病、脑出血发病率远远高于正常人群。可见，道德修养不仅是品质的要求，而且是养生的手段。

（2）仁者养心

仁，是孔子思想的核心。其基本思想是“己欲立而立人，己欲达而达人”和“己所不欲，勿施于人”，具体可以概括为恭、宽、信、敏、惠、智、勇、忠、恕、孝、弟等。“恭”有谦逊、尊敬之义；“宽”有宽容、宽大之义；“信”有诚信、有信用之义；“敏”有勤勉之义；“惠”有柔顺之义；“智”有智慧、智谋之义；“勇”即勇敢之义；“忠”有忠诚、尽心竭力之义；“恕”有仁爱、宽宥之义；“孝”为善待父母；“弟”同悌，为敬爱兄长之义。一个人如果能仁全如此，其心境必定是欣慰和宽松的。因此，古人云“仁者寿”。善良者能获得内心的温暖，缓解内心的焦虑，故而少疾，恶意者终日在算计与被算计之中，气机逆乱，阴阳失衡，故而多病而短寿。难怪《戒庵老人漫笔》记载“一士取科第不以正，然与正人相来往，外貌虽轩昂，而心中实馁，竟不一载而死”。

《中外卫生要旨》认为：“常观天下之人，凡气之温和者寿；质之慈良者寿；量之宽宏者寿；言之简默者寿。盖四者皆仁之端也。”美国密西根大学调查研究中心曾对2700人进行跟踪调查，发现善恶会影响一个人寿命的长短。助人为乐、与他人相处融洽的人，寿命显著延长；而心怀恶意、损人利己、与他人相处不融洽的人，死亡率是正常人的1.5倍。美国心血管病专家威廉斯博士从1958年开始对225名医科大学学生进行跟踪调查，发现因心脏病而死亡者，恶人是好人的5倍。正所谓“君子坦荡荡，小人长戚戚”。

（3）易性养心

“笑口常开，青春常在”。但是，人生在世，难保无忧，关键是勿使太过、勿令太久。中医“易性”的养心一法恰是“对症”的良方。所谓易性，即通过学习、娱乐、交谈等方式，来排除内心的悲愤忧愁等不良情绪的方法。具体方法因人因事而异，如“取乐琴书，颐养神

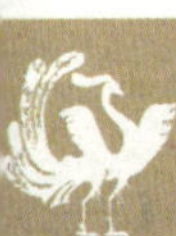

性”，或“看书解闷，听曲消愁，有胜于服药”，或“止怒莫若诗，去忧莫若乐”，或“劳则阳气衰，宜乘车马游玩”，或“情志不遂……开怀谈笑可解”等等。事实上，图书、音乐、戏剧、舞蹈、书法、绘画、赋诗、填词、雕塑、种花、垂钓等，都可起到培育情趣、陶冶情性的防病治病作用，拥有它们必健康、长寿。

（4）哲理养心

哲理养心，主要是要掌握对立统一和一分为二的观点。明末清初著名哲学家王夫之总结与力行的“六然”“四看”堪可借鉴。所谓“六然”，就是“自处超然”，即超凡脱俗，超然达观；“处人蔼然”，即与人为善，和蔼相亲；“无事澄然”，即澄然明志，宁静致远；“失意泰然”，即不灰心丧志，轻装上阵；“处事断然”，即不优柔寡断；“得意淡然”，即不居功自傲、忘乎所以。所谓“四看”就是“大事难事看担当”，能担当得起；“逆境顺境看襟怀”，能承受得起；“临喜临怒看涵养”，能宠辱不惊；“群行群止看识见”，能去留无意。这样才能做到“知足不辱，知止不耻，当行则行，当止则止”。哲理养生是高层次的保健养生，与德、仁相辅相成，异曲同工，只有在实践中反复磨炼才能做到，是道德品质、气质修养、文化水平、经验阅历的集中表现。事实上，正确地待人待己，热爱本职工作，讲究生活质量，这不仅是做人做事的基础，也是养生防病的前提。

六、情志养生禁忌

1. 老人养生“三不看”

（1）不往前看

老年人如果一味地向前看，看到的是步履蹒跚的衰老，辗转病榻的疾患，形灭神灭的死亡，继而会生出许多悲伤来，更对身体健康不利。

（2）不往后看

老年人在过去身心或多或少受到一定程度的伤害，在进入心理脆弱的老年期后，如果仍时不时地“回首悲凉”，必然会陷入凄凄然而不能自拔之中，最终危及健康。

（3）不往左右看

如今在职者工资、福利大多比老年人好，对此老年人要闻而问心坦然，一看一比，如若发生幽怨和烦恼，将使身心受损。

2. 生气损身之八害

《素问·生气通天论》说：“清静则内揍闭拒，虽有大风苛毒，弗之能害。”保持思想宁静元虚，意志平和调顺，人体正气充盈，肌腠固密，即使有很强的致病因素作用，也不能侵害人体。反之，心躁乱而不静，则可能招灾致祸。现代生活中，人们往往因为各种原因导致生气，然而，研究发现，生气对健康有八大损害。

（1）长色斑

生气时，血液大量涌向头部，因此血液中的氧气会减少，毒素增多。而毒素会刺激毛囊，引起毛囊周围程度不等的炎症，从而出现色斑问题。

建议：遇到不开心的事，可以做深吸气，双手平举，来调节身体状态，把毒素排出体外。

（2）脑细胞衰老加速

大量血液涌向大脑，会使脑血管的压力增加。这时血液中含有的

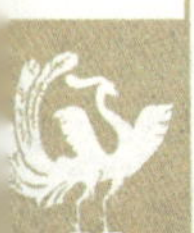

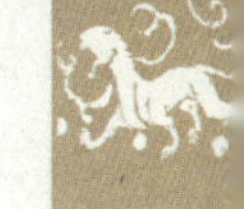

毒素最多，氧气最少，对脑细胞不亚于一剂“毒药”。

建议：同上一条建议。

（3）胃溃疡

生气会引起交感神经兴奋，并直接作用于心脏和血管上，使胃肠中的血流量减少，蠕动减慢，食欲变差，严重时还会引起胃溃疡。

建议：每天多按摩胃部，缓解不适。

（4）心肌缺氧

大量的血液冲向大脑和面部，会使供应心脏的血液减少而造成心肌缺氧。心脏为了满足身体需要，只好加倍工作，于是心跳更加不规律，也就更致命。

建议：尽量微笑，并回忆愉快的事，可以令心脏跳动恢复节奏，血液流动趋于均匀。

（5）伤肝

生气时，人体会分泌一种叫“儿茶酚胺”的物质，作用于中枢神经系统，使血糖升高，脂肪酸分解加强，血液和肝细胞内的毒素相应增加。

建议：生气时喝杯水。水能促进体内的游离脂肪酸排出，减少毒性。

（6）引发甲亢

生气令内分泌系统紊乱，使甲状腺分泌的激素增加，久而久之会引发甲亢。

建议：放松坐下，闭眼，做深吸气。

（7）伤肺

情绪冲动时，呼吸就会急促，甚至出现过度换气的现象。肺泡不停扩张，没时间收缩，也就得不到应有的放松和休息，从而危害肺的健康。

建议：专注、深而缓慢地呼吸 5 次，让肺泡得到休息。

（8）损伤免疫系统

生气时，大脑会命令身体制造一种由胆固醇转化而来的皮质固醇。这种物质如果在体内积累过多，就会阻碍免疫细胞的运作，让身体的抵抗力下降。

建议：回忆自己做过的好事，尽量平和心态。

3. 笑也有禁忌

《黄帝内经》中提出“中正平和”的养生观点，现代人为了缓解生活中的压力，总在想方设法找乐子，以图开怀大笑，殊不知笑也不可过啊。

常言道：“笑一笑，十年少”。笑可牵动全身主要神经和数十块肌肉，能够行气活血，增进脏腑功能，防病祛疾，消除疲劳，使人轻松愉快，对健康十分有益。

但是，笑得过度也会给你的健康带来麻烦。

大笑会引起心态情绪发生较大变化，使人的呼吸、血液、内分泌及各脏腑功能出现异常或较剧烈的变化。对健康人来说，大笑不会有什么问题，但对有潜在疾病或特殊情况的人，可能有危害。

不宜大笑的人：

—高血压患者　高血压患者若放声大笑会引起血压骤升，易诱发

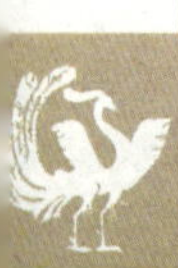

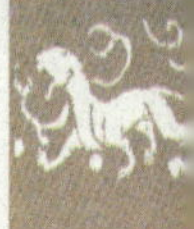

脑溢血。

—脑血管病患者　如果脑血管病患者正处于恢复期，大笑会导致病情反复。

—刚做完外科手术的患者　特别是胸腔手术后不久的患者，大笑会影响伤口的愈合，还会使疼痛加剧。

—疝气患者　疝气患者经常大笑可使腹腔内压增加，导致疝囊增大，使病情加重。

—心肌炎患者　大笑会加剧心肌缺血，引起心力衰竭甚至猝死。

—孕妇　孕妇大笑时腹腔内压增大，易导致流产或早产。

不宜大笑的情况：

进食或饮水时，大笑易使食物或水进入气管，导致剧烈咳嗽或窒息。特别是儿童，更容易出现这种情况，因此，在孩子吃东西或喝水时，千万不能逗他们大笑。

饱食之后，吃得很饱后大笑易诱发阑尾炎或肠扭转等疾病。

七、由《黄帝内经》衍生的情志养生方法

1. 转移法

在养生中，转移法是人们从忧郁、孤独、悲痛、“七情”内伤等各种负面情绪中解脱出来，保护身心不受伤害的一种好方法。

当一个人为一件事闷闷不乐或者遭受不幸时，可以采取各种方法转移注意力，转移想法，转移情绪。比如找家人或同事聊聊天，逗逗孩子，看场电影，到街上挤挤人流，甚至开始紧张的工作……

转移情绪的方法很多，讨论如下。

（1）运动转移法

运动可使心率加快，促进血液循环，增加机体对氧气的吸收量，使大脑兴奋。所以运动可以起到消除不良情绪的作用。

（2）颜色转移法

如果产生烦躁和恼怒的情绪时，就应避开红颜色；情绪抑郁时，要避开黑色或深蓝色，应多接触一些明快的暖色彩。情绪焦虑、紧张时，应多接触灰色、白色等冷色，这可起到安定、镇静的作用。

（3）音乐转移法

当你的情绪不佳时，可先听几段其情调与你的情绪相同的音乐。接着再听一些情调与你的情绪相反的音乐。比如，当你感到悲伤时，你就先听几段悲伤的音乐，接着再听一些愉快的歌曲。这样，你的悲伤感就会消失。

（4）饮食转移法

科学家研究发现，碳水化合物具有镇静的作用。这是因为碳水化合物可刺激大脑生产出一种具有镇静、弛缓作用的神经介质——5-羟色胺。因此，当你情绪紧张焦虑或烦躁不安时，就食用玉米、马铃薯、面粉等；情绪低沉，精神抑郁，就食用水生贝壳类动物以及鱼、鸡、瘦肉、黄豆等。

（5）阳光转移法

有些人一到冬天就产生一种精神忧郁症，患有这种疾病的人，冬天应多进行室外活动，多晒太阳。

（6）加强思想品德修养

使自己成为思想高尚、宽厚、从容的人，以此来“淡泊”名利，

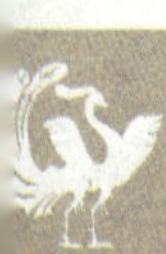

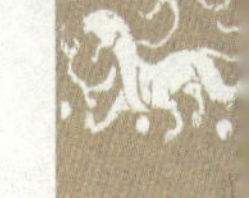

“宽容”失意，积极主动地去开发自己生活中快乐的源泉。

（7）加强艺术修养

诗歌可以使人灵秀，才华横溢；绘画可以让人襟怀开阔，脱去胸中尘浊；书法可以叫人自然天真，心情如山花竞放，泉水流淌一样舒畅。而且艺术修养又与其他方面的修养关系甚为密切，大有启迪互补的作用。

（8）培养良好的爱好

爱好是人们在业余时间所喜欢做的任何事情。比如，有嗜好饲养宠物、制作模型的、有爱好玩鸟、登山、种花、钓鱼、滑雪、溜冰、游泳的；还有爱好绘画，参加音乐会、演唱会，玩各种各样乐器的；还有一些人喜欢收集各种东西，从书到昆虫、贝壳以及邮票。总之，修养可以使人的心理不断地得到调节，胸怀开阔豁达，精神愉快振奋，感情丰富美好，可以使人有知识，有道德，使晚年过得既充实又幸福。

2. 以情制情

以情制情法又叫情志制约法，创自于《黄帝内经》。以情制情法是根据情志及五脏间存在的阴阳五行生克原理，用互相制约、互相克制的情志，来转移和干扰原来对机体有害的情志，借以达到协调情志的目的。

（1）喜伤心者，以恐胜之

以恐胜之，又叫惊恐疗法，此情志疗法适用于神情亢奋、狂躁的病症。名医张子和在《儒门事亲》里曾记载了这样一个病例：有一位庄医师“治以喜乐之极而病者，在切其脉，为之失声，佯曰：吾取药去。数日更不来，于是病人便渐渐由怀疑不安而产生恐惧，又由恐惧

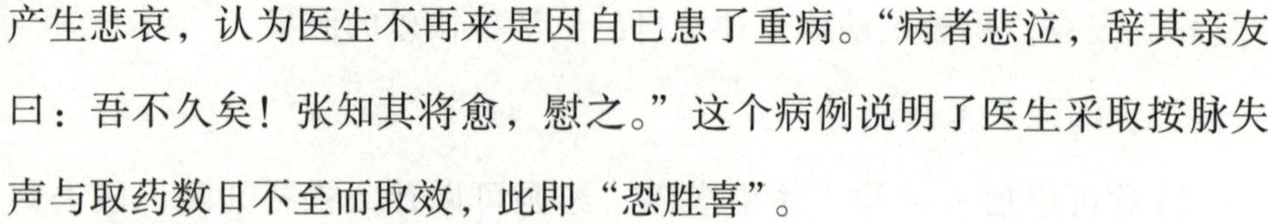

产生悲哀，认为医生不再来是因自己患了重病。“病者悲泣，辞其亲友曰：吾不久矣！张知其将愈，慰之。”这个病例说明了医生采取按脉失声与取药数日不至而取效，此即“恐胜喜”。

（2）思伤脾者，以怒胜之

以怒胜之，是利用发怒时肝气开发的作用，来解除体内气机之郁滞的一种疗法，它暂用于长期思虑不解，气结成疾或情绪异常低沉的病症。《续名医类案》载：一富家妇人，伤思虑过甚，二年余不寐，无药可疗，其丈夫求张子和治之，张看后曰：“两手脉俱缓，此脾受之也，脾主思故也。”乃与其丈夫怒而激之，多取其财，饮酒数日，不处一法而去，其人大怒，汗出，是夜困眠，如此者，自是而食进，脉得其平。这个例子说明了思之过甚可以使人的行为和活动调节发生障碍，致正气不行而气结，或阴阳不调，阳亢不与阴交而不寐。当怒而激之时，逆上之气冲开了结聚之气，兴奋之阳因汗而泄，致阴阳平调而愈。

（3）悲伤心者，以喜胜之

以喜胜之，又称妄笑治愈由于神伤而表现的抑郁，低沉的种种病症。在《医苑典故趣拾》中有这样一则笑话：清代有位巡按大人，郁郁寡欢，成天愁眉苦脸。家人特请名医诊治。当名医问完其病由后，按脉许久，竟诊断为“月经不调”。那位巡按大人听罢，嗤之以鼻，大笑不止。连连说道：我堂堂男子，焉能“月经不调”，真是荒唐到了极点，从此，每回忆及此事，就大笑一番，乐而不止。

（4）恐伤肾者，以思胜之

以思胜之，主要是通过“思则气结”，以收敛涣散的神气，使病人主动地排解不良情绪，以达到康复之目的。1985 年《山东中医杂志》

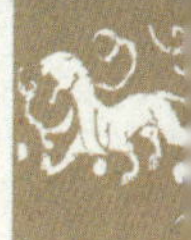

载：张爱国医师治疗宋××，男48岁。患者平素健康，4年前因母卒于冠心病而大悲哭之，渐觉心下痞闷，继则少寐心悸，多愁善感，肢软头昏而长休。延医多人，针药无功。此乃忧恐太过而造成志凝神聚的精神状态，宜疏利枢机。遂让其先看心脏病诊断标准，并假物设喻，剖析病例给以安慰，鼓励其从中摆脱出来。患者渐开悦色，疑云顿消。为持久地转移病痛，乃又教其睡前床上练八段锦，晨起练太极拳，精神体力日臻转佳，并于同年5月恢复工作。本病例就是医生把事实、比喻和科学的分析结合起来，进行剖析，从而解开了病人的疑团，促进了康复。

（5）怒伤肝者，以悲胜之

以悲胜之，是根据“悲则气消”的作用，促使病人发生悲哀，达到康复身心目的的一类疗法。对于消散内郁的结合和抑制亢奋的情绪有较好作用，最适于病人自觉以痛哭为快的病症。《儒门事亲》中载：张子和治一妇人病，问病人说：“是不是总想大哭一场方才感到痛快？”妇人说：“是总想那样，我也不知道为什么。”张子和说：“这是由于你身体内肝气郁积，产生火热之邪，这邪气灼伤你的肺金，肺受到压制，没有地方发泄。而肺主悲伤之情，所以一哭出来就感到痛快。”于是，张子和鼓励病人尽量痛哭，其病得以康复。此病例为木火灼伤肺金，肝肺气郁，故以哭出为快。还可以经常听一些节律低沉，凄切悲凉之曲，如蔡文姬的汉末古曲《小胡茄》、贺绿光的《天涯歌女》《四季歌》、黎锦光的《葬花》等，使人在悲哀的乐曲声中消除怒气，调节情绪。

八、情志养生趣谈

1. 僧侣中的百岁寿星探秘

如果你善于观察发现，就不难在众多的文献中看到僧侣中的百岁寿星甚多。僧侣的长寿，与他们的生活环境有关，总结原因，大致有三。

（1）戒荤茹素，饮食清淡

中国传统的养生学历来就有“食素长寿”的说法。现代医学也认为：植物类食物含有丰富的碳水化合物、植物脂肪、植物蛋白、纤维素、维生素等，这些物质能参与细胞的新陈代谢，调节生理功能. 补充人体所需的各种营养素，食之对人有益。而中国的僧侣正是以大米、豆制品、蘑菇、竹笋等为主食。可见，适当的素食有利于人体的健康。当代禅门巨匠、百岁巴蜀高僧禅庄法师在“文革”中含冤入狱，生活极为清苦，但他仍然严守戒律，坚持食素。即使难得改善一次伙食，也只不过是少得可怜的一块肉和肉汤，但是禅庄法师仍把肉和汤让给他人，自己只吃米饭。禅庄法师自觉地守戒近百年。到百岁时依然仪表端庄。

僧侣的饮食还特别强调清淡。唐代的百岁高僧神秀、当代开封大相国寺的百岁寿星净严法师等一生饮食清淡，这不仅体现了他们生活上的“淡泊”，更重要的是口味上的“清淡”，使他们的寿命在无形中也得到了延长。

（2）清心寡欲，吐纳养生

清心寡欲，葆精养气，可使人长寿。佛教把贪、嗔、痴视为三大烦恼之首。所谓的贪指的就是贪欲，嗔指嗔怒，痴是指无知。只有认

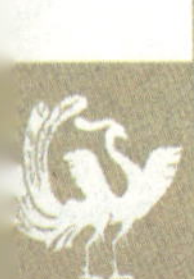

识到贪、嗔、痴是一切痛苦的根源，才能使心灵解脱，长寿也自然与其有缘。西晋117岁的高僧佛图澄在晚年时，虽荣禄加身，但他从不放纵自己，而是一如既往地严守佛门戒律，每日中午之后，不再进食，也从不喝酒，日日坚持修身养性。在他年过百岁时，依然风度翩翩，老当益壮。

禅定养生是僧侣得以长寿的重要组成部分。它通过内向性意识的锻炼，增强人体自我意识的控制能力，激发和强化人的固有功能，使人的身心达到高度和谐的境界。如现代高僧虚云，享年120岁，他能深入禅定，有时禅定能达半月之久。先秦时期杰出的思想家、道家创始人老子享年160余岁。他在运用吐纳修身时，就主张“至虚极，守静笃”。维持清净不乱的态度，以保持旺盛的生机。他认为：“口吐浊气，鼻引清气，四肢脏腑皆受其润。如山之纳云，地之受泽。若练得气之十通，则百病不生。”老子用吐纳法治病，被后人归结为养生术中的静功类，老子也由此被后人封为开创气功养生的“祖师爷”。

（3）以茶修道，好劳恶逸

茶文化是僧侣饮食文化中的一项重要内容。僧侣们认为：饮茶具有“三德”：一是坐禅时，可助彻夜不眠；二是腹胀时，可以消滞助化；三是茶为“不发”（抑制性欲）之药。故此，茶与僧侣结下了不解之缘。北宋钱易撰著的《南部新书》记载：唐时，洛阳有一个130岁的和尚，唐宣宗问他：如此高寿，有何秘诀？和尚笑道：无他，只是每天饮茶百碗而已。

僧侣的长寿和其“好劳恶逸”的良好习惯也有着不可忽视的关系。早在唐代时，百丈怀海禅师在新吴（今江西奉新县）百丈山百丈寺领众修行，曾制定“禅门清规”，其中就有“行普请法”和“普请”等条。所谓“普请”，即普遍邀请僧众集体劳作，自食其力。并提出“一日不作，一日不食”的口号，成为禅门规矩。当代禅宗泰斗，120岁的虚云和尚将百丈怀海禅师这一倡导奉为楷模，谱熟于胸。1953年，他率众弟子移居在抗日战争中被日军炮火损失殆尽的云居山。进山后，他视僧众之各有所长，组成农林队和建筑队，从事寺宇的修复。虚云自己也以百岁的高龄亲自参与劳作。在他的带领下，农林队当年就开垦出水田60多亩，旱田10多亩，解决了僧众的口粮之需。还盖成了一座二层楼的砖木结构的藏经楼，建僧舍20多间。懒散放逸在这里成了不齿之举。

僧侣长寿的原因很多，以上只是几个外在的原因。但如果要细究起来，恐怕还得牵扯到中国的哲学，包括佛、道、儒思想。与传统养生、周易等理论等。可见僧侣的长寿，是和中国的传统文分不开的。

2. 古人养神诗趣谈

养神，是延年益寿的良方。

东晋名士陶渊明，有诗《饮酒》曰：“采菊东篱下，悠然见南山。问君何能尔？而无车马喧。山气日夕佳，飞鸟相与还，此中有真意，欲辩已忘言。”这首典型的养神诗，反映了他远离尘嚣、恬静安谧、与世无争的农村生活，同时，诗中讴歌了能够陶冶情操、空气清新、风景优美的大自然。真是境与意会，物与心融，妙不可言！

诗坛寿星陆游一生坎坷，却寿至85岁高龄。他对延年益寿的学问相当关注，饶有心得。诗云：“吾身本无患，卫养在得宜。（出处：铭座）。一毫不加谨，百疾所由滋。（出处：铭座）。”他还经常劳动，以

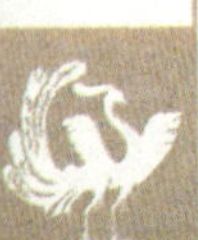

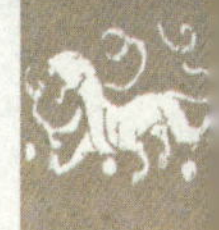

活跃身心、抵御衰老。诗云："八十身犹健，生涯学灌园。午窗无一事，梨枣弄诸孙。"陆游年老了，仍手不释卷："万卷古今消永日，(出处：题老学庵壁)，一窗昏晓送流年。(出处：题老学庵壁)。"真是"读书有味身忘老，无诗三日却增忧"。

唐代大诗人白居易，自号"乐天"，然而，生逢乱世，他饱受折磨，致使病痛缠身，到了不惑之年，方知"不得长欢乐"，是"人生不满百"的原因，从而开始注意情志养生："以道治心气，(出处：夜雨有念)，终岁得晏然"，逐渐变成了真正的"乐天派"人物。诗云："始知年与貌，衰盛随忧乐，不畏复不忧，是除老病药。"洋溢着诗人对待老与病的正确观念。"七旬才满冠已挂，半禄未及车先悬"，致仕退休后，他生活清闲，致力于诗歌创作。"生事纵贫犹可过，风情虽老未全销(出处：梦得前所酬篇有炼尽美少年之句因思往事兼咏今怀重以长句荅之)"，正是其乐天精神的自我写照。

有诗圣之称的杜甫，其《江村》诗写道："清江一曲抱村流，长夏江村事事幽。自来自去梁上燕，相亲相近水中鸥。老妻画纸为棋局，稚子敲针作钓钩。多病所须惟药物，微躯身外复何求。"指出人生病后，宜安下心来，专心致志治病。此外，还要从事一些有益于身体康复的活动，如下棋、钓鱼，以静心宁神。

被誉为"一代文星兼寿星"的清代诗人袁枚，其诗"老行万里全凭胆，吟向千峰屡掉头。总觉名山似名山，不蒙一见不罢休"，道出了他之所以长寿，主要在于长期进行旅游活动，身体得到锻炼的结果。他"生于康熙，长于雍正，仕于乾隆，老于嘉庆"，终年 82 岁。故诗人蒋诗曾作"八十精神胜少年，登山足健踏云烟"的寿词以颂之。

第八章
结庐人境，《黄帝内经》的起居与地理环境养生

一、地理环境与养生

地理环境对人的寿命有直接影响。《素问·五常政大论》云："一州之气，生化寿夭不同，其故何也？岐伯曰：高下之理，地势使然也。崇高则阴气治之，污下则阳气治之。阳胜者先天，阴胜者后天，此地理之常，生化之道也……高者其气寿，下者其气夭，地之小大也，小者小异，大者大异。"此指居住在空气清新、气候寒冷的高山地区的人多长寿，而那些住在空气污浊、气候炎热的低洼地区的人则寿命相对较短。

作为养生的地理环境，最理想的居处是阳光充足，空气清新，水源洁净，土壤肥沃，景色秀美的自然环境。在地理环境的选择上，唐代医家孙思邈在《千金要方》中提到："山林深远，固是佳景……背山临水，气候高爽，土地良沃，泉水清美……若得左右映带岗阜形胜最为上的，地势好，亦居者安。"良好的地理环境不仅是人类物质生活的可靠保证，而且是人体健康不可缺少的条件。自古以来，僧侣的庙宇或皇族的行宫多建筑在环境幽静、林木茂盛的山上，或在碧波环绕、水天一色的海岛上，说明人们在养生的地理环境选择上，早已达到相当高的水平。

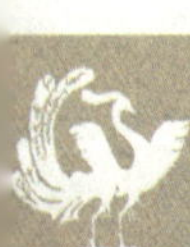
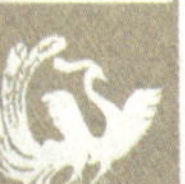

我们对住宅的环境进行绿化和美化，以利于养生。古人对此也有很多论述。唐子西云："有轩数间，松竹迷道，庭花合围，……以释忽忽之气自妙。"山家清事云："择故山滨水地，环篱植荆，间栽以竹，余丈，植芙蓉三百六十、入芙蓉三丈，环以松梅，入此余三丈。重篱外，芋栗羊枣桃李，内植梅。……客至具蔬食酒核，暇则读书课农圃，毋苦吟以安天年。"又引述说："武陵儒者苗彤，事园池以接宾客，建'野春亭'，内中杂植山野花草，五色错杂。"上述摘引的古人美化环境以养生的共同之处，都在于创造一个树木环绕，郁郁葱葱，鲜花盛开，千姿百态的住宅环境。这样的环境可以使居住者心旷神怡，置身于大自然的淳朴美和自然美之中，为生活增添无限乐趣，从而达到养生怡性，延年益寿的目的，实为后人养生的楷模。

1. 苗族为何多寿星

湘西苗族长寿者多。经调查，有以下几个方面的原因。

（1）湘西苗乡环境优美，有利于延年益寿

湘西处于湘、黔、川、鄂四省交界处，四面环山，自然环境非常优美。这里森林覆盖面积大，山清水秀，没有受到丝毫污染。生活在这里的苗族人民可谓尽得天然，生活宁静。他们饮用的水是纯天然矿泉水，含有丰富的矿物质。苗族人多喝生水，却少有肠道传染病发生，主要得益于天然的水资源。

（2）嗜酸食和粗粮

湘西苗族的饮食以酸味为主味，家家都有自制的酸食，如酸汤、酸辣椒、酸萝卜、酸菜、酸鱼、酸肉……林林总总，不胜枚举。这些酸食都是以坛泡制，不加任何佐料，更没有什么添加剂。他们泡制的

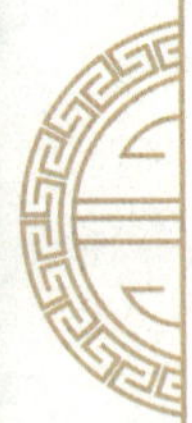

酸食，乳酸杆菌密度大，有促进胃酸分泌、消食、化食、解除油脂等作用，对治疗高血压、冠心病有着特殊效果，尤其对预防脑血栓有特殊功效。由于其解除油脂的作用，也是减肥的最佳食品。同时，苗族人喜食粗粮，认为粗粮有利于养力，平常多吃玉米饭，红薯饭、以大米掺和煮成，香气可口。

（3）嗜食昆虫

湘西苗族有吃食昆虫的习惯，吃得最多的是一种当地叫“桃花虫”的水生昆虫，用热油烧炸，佐以辣椒、生姜等，香气扑鼻，十分可口。另外，也食用蚱蜢等小昆虫，以菜油或茶油浇炸，佐以配料。这些昆虫含有大量的蛋白质和微量元素。对人的健康有着很好的促进作用。

（4）勤劳不止

湘西苗族人一生都很勤劳。湘西山高水险，人们的生活生产条件十分恶劣，生活在这里的苗族人民从小就养成了勤劳的习惯，因此体力都比较好，耐力更是惊人。几乎所有的苗族长寿老人都是劳作了一生。勤劳的习惯无疑是苗族人长寿者多的重要原因。

（5）乐观豁达

乐观豁达是苗族人普遍的性格，已经形成为一个民族性格。苗族人多才多艺，能歌善舞，农闲之余，邀群结伴，吹奏芦笙，跳起鼓舞，唱起苗歌，吹起木叶，无一日不娱乐，无一日不聚欢，非常乐观。正如苗歌里所唱的“一天不唱歌喉咙痒，一个月不唱歌病倒床，一季不唱喉咙布上蜘蛛网，一年不唱歌宁可见阎王。“他们过惯了日出而作，日落而息的生活，这种安于淡泊，乐观豁达的性格无疑有助于他们的健康。

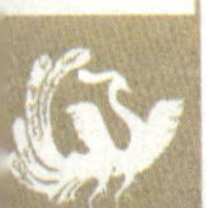

2. 海南岛为何多寿星

自古以来，长寿的奥秘总被人们津津乐道。海南省百岁老人在历史上就曾有记载。近些年，更是有许多专家对海南的长寿现象予以关注，并试图探寻其中原因。

（1）历史上的记载——年百岁者往往而是

早在宋代，苏东坡被贬居海南儋州时，就发现此地寿星众多，“年百岁者往往而是，八九十岁者无论也。”其中有一位叫王公辅的老人活到 130 岁。据《琼州府志》记载，清乾隆、嘉庆年间，海南百岁寿星多达 18 人，其中陈德齐活到 118 岁时无疾而终，朝廷赐匾“百岁余秋”；陈仲九享年 113 岁，其妻黄氏也享年 107 岁。清末，由皇帝敕命在海南岛建立的“百岁坊”就有三座之多。

（2）较一致的分析——自然、人文环境独特

分析海南老人长寿的原因，最容易想到的便是海南优越的气候和生态条件。海南为热带海洋性气候，全年光照充足，雨量充沛，温暖湿润，是天然的氧吧。岛内热带植物资源丰富，森林覆盖率高，许多村落绿树环绕。绿色植物能充分发挥杀菌，吸附细菌、病毒、虫卵及微尘的作用，减少疾病发生的机会。

还有一些专家从社会文明程度和精神生活状态予以剖析，他们认为，海南自古以来尊老敬老的风气浓郁，乡风文明，家庭和睦，子女孝顺；85%以上的百岁老人居住在农村，过着与世无争的生活。

此外，当地盛产大米和豆类、薯类、蔬菜，多属“生态食品”，这些食物致病的隐患小。长期以来，诸如生长素、农药等，比内地使用量少。

（3）一些独特见解——地下水含有益的元素

海南四面环海，与长寿有没有直接关系？这也曾引发专家的思考。有专家认为，海洋空气较内陆少受污染，空气中含有较少的有毒物质，而含有较多的人体必需的微量元素。滨海地区与海岛获取的海产品丰富，食物种类繁多，有利于调节人体的营养平衡。

还有人认为，历史上的火山爆发，也给后人的生活带来了恩赐。大约 7000 年至 1 万年前，琼岛北部爆发过火山，使富含矿物质的玄武岩石地分布广泛，经玄武岩石地过滤过的地下水，含有大量有益于人体健康的矿物质和微量元素。这一点，也被认为是海南老人长寿的原因之一。

二、因地制宜，性、命双修

由于每个人都生活在特定的社会之中，所以影响人们健康长寿的因素除了先天遗传和自然环境之外，社会环境也同样起着至关重要的作用。《黄帝内经》早就注意到了社会生活对人的身心存在重大影响，该书的《素问·疏五过论》称："诊有三常，必问贵贱，封君败伤，及欲侯王，故贵脱势，虽不中邪，精神内伤，身必败亡。始富后贫，虽不伤邪，皮焦筋屈，痿躄为挛。"这就强调了社会地位的变更势必影响人的情志活动，从而形成致病之源。

可见，《黄帝内经》养生学不仅注重客观因素在健康长寿中的作用，同时更注重如何在已然的客观条件中去努力发挥人的主观能动作用，以便达到却病延年的养生目的。

自我调养，气功调摄正是这样一种改变人体素质的行之有效的手段。气功的定义尽管五花八门，但总体上说，它不外乎是一种通过充

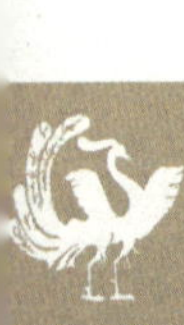

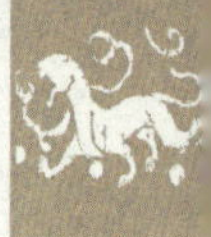

分调动练功者的主观能动性，以综合性地进行意识、呼吸、按摩和肢体运动等训练方式来调整、加强人体功能的自我锻炼方法。这种锻炼方法的根本作用就在于增强人体“元气”。《黄帝内经》所说的“恬淡虚无，真气从之；精神内守，病安从来？”正强调了气功锻炼有助于培养人体真元之气的观点。

改造自然，我国古代养生家大多十分重视自然环境的选择和改造。清代养生家曹慈山也“辟园林于城中，池馆相望，有白皮古松数十株，风涛倾耳，如置身岩壑……至九十余乃终。”他在所著的《老老恒言》一书中还大力提倡：“院中植花木数十本，不求名种异卉，四时不绝更佳”，“阶前大缸贮水，养金鱼数尾”，“拂举涤砚……插瓶花，上帘钩”，十分重视在自然环境中创造有益于身心健康的“小气候”。

适应社会，从养生文化的特点来看，人的主观能动性则是以另一种方式表现出来的，这就是强调个体必须通过“养性立德”来主动增强适应社会环境的能力，以便达到健康长寿的养生目的。至于如何“养性立德”，《黄帝内经》提出应该力求做到“恬淡虚无”，具体要求是“美其食，任其服、乐其俗，高不下相慕”。

中国养生文化中这种主张通过“养性立德”来增强社会环境适应能力的做法，从社会历史发展的角度来看，似乎是消极被动的，但从养生延年的观点来看，它无疑也是人的主观能动性的另一种表现形式。

作为中国传统养生文化的重要特点之一，客观因素与主观努力并重这一特点的存在同样不是孤立静止的，它的产生本身就是儒、道两种学说相互融合的结果。我们知道，早期儒家学说所关注的重要问题便是协调人际关系，在社会政治领域提倡积极进取，主张“知其不可而为之”。道家学说在承认自然规律客观实在性的同时，还认为“天道”就是“无为”。从这个论题出发，道家必然要求“人道”也同“天道”那样，应该无所作为，做到“知其不可奈何而安之若命”。

1. 低温与养生

东方人重视低温养生，这早在中医巨著《黄帝内经》中就已提出：“高者其气寿，下者其气夭。”就是说：高处气寒温低，所以住在那里的人寿命长；而低处气温偏高，所以生活在那里的人的寿命偏短。同样，北方偏冷，气温低，冬天尤低，所以人的寿命偏长；而南方气热，一年四季温度偏高，尤其夏天温度高，人的寿命也偏短。

这是为什么？因为寒冷能使人的体温降低，体温低则细胞分裂慢，代谢也慢，可以节能，所以衰老来得晚，寿命自然长。相反，高温能使人体温升高，细胞分裂快，代谢快，因为阳气耗散得快，所以衰老也来得快，寿命当然偏短。

同样，冷血动物寿命较长，如蛇的寿命都很长，而鸡的寿命就短，因为鸡体温高，蛇的体温低，有些地方的人夏天把蛇养在屋里，一个房间的温度都会降下来，就是说温血动物的寿命比冷血动物的寿命短得多。这就启示了低温养生的重要性。

那些住在山洞里修行的老道人，寿命都很长，原因之一也在于山洞里温度低。

（1）低温来自何方

低温来自阴气，来自北方，来自夜晚，来自地气，来自地下水。

（2）怎样利用阴气进行低温养生

第一，阴气多在北方、夜晚、低凹处。所以要常在这些地方养生。

阳气不虚的人可以北屋为寝室或为办公室。

第二，阴气多在秋冬，所以秋冬要多养阴。要养阴首先要藏阳，所以秋冬要避免剧烈运动、酗酒，以免体温升高，不利于养阴。

第三，阴气多在低处。一楼、地下室，室温偏低，又可直接接触地气，有利于低温养生。住南面及高层的人，冬天室内暖气温度不宜太高，以免影响体温。

第四，阴气多在地下水，所以要多喝井水、矿泉水。冬天人的体温比夏天低是正常的。

（3）怎样利用地气养生

天属阳，地属阴，地气也属阴气。住山洞的人为什么寿命长？就是因为有地气，地气也可降温，阳气上升，阴气下降，所以住窟洞、住地下室、住一楼的人，温度较低，又可以接触地气，最宜于低温养生。如果赤足接地气，效果最好。住高层的人，应多下楼，赤足走几步。

（4）怎样利用夜晚低温养生

夏天天气炎热，白天气温高可以用来休息，夜晚气温降低可进行工作、写作。同时，夜晚阴气重，阳气不亢，低温有利于大脑活动。

低温养生的饮食要求：

有些人爱喝开水，饮热茶，喝烫酒，涮火锅，吃烤肉。这种高温食品对阳虚的人来说是适合的，可是对阴虚阳盛的人就不适合。因为阴虚的人，体温已偏高，如果再进食高温食物是不利于养阴的。

所以，有些人的这种高温生活习惯应该逐渐改变，多锻炼低温生活，对益寿有好处。

（5）低温养生食品应选择哪些

第一，喝常温水、常温茶，不喝烫水、过热的茶。

第二，选吃阴性食物。包括：水生植物如水稻，越冬植物如冬小麦，地下食物如土豆，冬生食物如大白菜、萝卜，以及背阴处长的食物。

第三，选吃偏低温动、植物，如鸭子、鸭蛋、猪肉、鱼、龟、鳖、竹笋、莴笋、藕等。

第四，多吃秋冬季的水果，以利于养阴，如苹果、冬枣、雪梨等。

第五，要多喝井水、地下水（注意无污染）。

2. 气候与养生

四时气候变化中，古人认为春属木，其气温；夏属火，其气热；长夏属土，其气湿；秋属金，其气燥；冬属水，其气寒。因此，春温，夏热，长夏湿，秋燥，冬寒，就表示一年中气候变化的一般正常规律。生物在这种气候变化的影响下，就会有春生、夏长、秋收、冬藏等相应的适应性变化。人体也毫不例外，例如《灵枢·五癃津液别篇》说："天暑衣厚则腠理开，故汗出。天寒则腠理闭，气涩不行，水下留于膀胱，则为溺与气。"说明春夏阳气发泄，气血容易趋向于表，表现为皮肤松弛，疏泄多汗等；秋冬阳气收藏，气血容易趋向于里，表现为皮肤致密，少汗多溺等。

同样的情况，四时脉搏，也有相应的变化，如春夏脉多浮大，秋冬脉多沉小。这种脉象的浮沉变化，也是机体受四时气候影响后，在气血方面所引起的适应性调节的反映。

不但四时如此，在昼夜晨昏的阴阳变化过程中，亦复如此。如

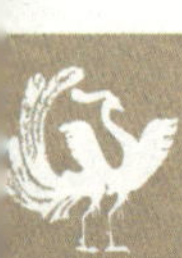

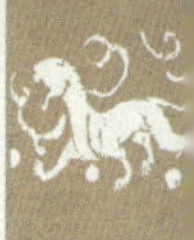

《灵枢·顺气一日分为四时篇》说："以一日分四时，朝则为春，日中为夏，日入为秋，夜半为冬。"虽然一昼夜中的变化，在幅度上并没有像四时季节那样明显，但对人体也有一定的影响。如《素问·生气通天论》说："故阳气者，一日而主外，平旦阳气生，日中而阳气隆，日西而阳气已虚，气门乃闭。"

在四时的气候变化中，每一季节都有它不同的特点。因此，除了一般的疾病以外，常常可以发生一些季节性的多发病，或时令性的流行病。例如，夏季多泄泻，秋季多疟疾等。《素问·金匮真言论》说："长夏善病洞泄寒中，秋善病风疟。"

此外，还有某些慢性宿疾，往往在气候剧变或季节交换的时候发作或增剧；或者从症状出现的情况，如身体痛感的增减，也能感觉到气候季节的变动或交替。这都说明了自然变化对人体疾病的影响。医生在诊治疾病的时候，倘能了解和掌握季节与疾病的关系（包括疾病的流行情况），对诊断、治疗和预防是有一定意义的。

在昼夜的变化中，对疾病的影响也很明显。一般疾病，大多在清晨比较轻些，下午起逐渐加重。正如《灵枢·顺气一日分为四时篇》说："夫百病者，多以旦慧昼安，夕加夜甚。

此外，地方环境的不同，对疾病也有一定影响，如许多疾病的发生，与地区环境有关。如《素问·异法方宜论》说："南方者，天地所长养，阳之所盛处也，其地下，水土弱，雾露之所聚也，其民嗜酸而食胕，故其民皆致理而赤色，其病挛痹。"

气象对疾病的影响，直到近几十年才引起世界医学界的普遍重视，认识到气象包括有气温、气压、气流、湿度等种种因素。由于这些因

素的变化或者在一定的气象条件下，而使症状恶化或能诱发其发生的疾病称之为气象病。日晒、高温所致的日射病和热痉挛，寒冷所致的荨麻疹和冻伤，低气压所致的高山病，都是由一两个气象因素所致的气象病。气象因素诱发的主要代表病是风湿性疾病、神经痛等。有的病人成了天气的预报者，如类风湿性关节炎对气候条件的变化就非常敏感，患者由于关节痛加重，最早觉察到气象变化。

也有的健康人，在气候骤变之前，会出现倦怠、乏力、头昏、思睡等症状。此外，骨折、开过刀或受过其他损伤的人，在阴天下雨前，往往伤处有疼痛感。

气象病是天气比较短的周期性变化所引起的疾病，此外，还有另一类疾病，其发病期与病情轻重，都与季节有关。如春季人们易患感冒、流感，小儿肺炎的发病率会突然升高；乙型脑炎多发生于夏季；麻疹、流脑、猩红热等传染病多发生在春冬季节；慢性气管炎多发生在秋冬季节；某些精神病在春秋季节容易发作。支气管哮喘、花粉症和各种感染病都有明显季节性。

三、居室养生

1. 住宅的卫生标准

住和衣食一样，是人类生活中的至关重要的一项。一般说来，人的一生要在各自的住宅中度过一半以上的时间。住宅环境对寿命的影响，一直受到长寿学家的注意。自古以来，我国劳动人民创造了种类繁多的各种建筑，上至帝王宫廷楼台殿阁，下至山村寺庙、石屋、竹楼，许多都符合长寿的道理。

就我国大部分地区而言，住宅的朝向一般要求坐北朝南。这样门

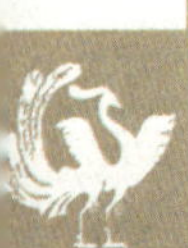

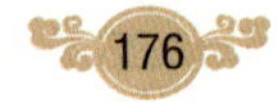

窗面向太阳，既采光充分，又可冬暖夏凉。住宅应注意空气流通，防止潮湿。

一般摆床铺的位置以避开窗风直吹，而且以头东脚西为好，此外，住宅周围的环境随着工农业的发展，对人类健康和寿命的影响作用，已大大超过了住宅本身的重要性。住宅建筑在无污染，无噪声，安静、清洁的地方，应避开有高压线强电场、强磁场和超声波、放射线的地方。

在住宅旁种植些树木、花草，有防尘、降低噪音和调节空气的作用。

（1）居室容积

通常以空气中二氧化碳含量作为室内空气污染程度的间接指标。一般居室每小时能自然换气 2.5 ~ 3 次，因此居室容积以每人占 13 ~ 15 立方米为宜。

（2）居室高度

居室的高度是指由地板到天花板的净高度或平均高度。试验室高为 2.2 米，2.5 米，2.8 米，3.1 米和 3.4 米。我国大部分地区用 2.6 米至 2.8 米的室高。

（3）居室面积

大小视家庭成员多少及生活方式而定。如按每人需居室容积 15 立方米计算，居室高度设为 3 米，则每人所需居住面积为 5 平方米。

（4）居室进深

居室的进深与采光和通风有关。在进深大的居室中，离外墙较远地点的空气停滞不动，换气困难；自然采光在靠近门窗的地方最大，离窗较远（2 ~ 2.5 米）即显著下降。距窗户远的地方，其自然采光系数可减少至相当于窗口处的 11 ~ 113.5。此外，窗户越高，窗户上缘

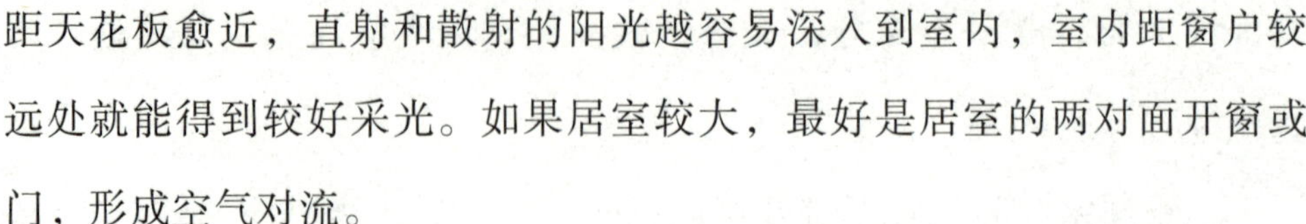

距天花板愈近，直射和散射的阳光越容易深入到室内，室内距窗户较远处就能得到较好采光。如果居室较大，最好是居室的两对面开窗或门，形成空气对流。

2. 起居六不宜

（1）夏天不宜用凉水冲脚

炎热的夏日，热浪袭人，许多爱穿轻便凉鞋、拖鞋的人，喜欢用凉水冲洗双脚，冲完后全身自觉凉快许多，殊不知经常用凉水冲脚会有损于自己的健康。

据医学专家研究证实，人的脚部是血管分支的最远端末梢部位，脚的脂肪层较薄，保温性差，脚底皮肤温度是全身温度最低的部位，极易受凉。如果夏天经常用凉水冲脚，使脚进一步受凉遇寒，然后通过血管传导而引起周身一系列的复杂病理反应，最终导致各种疾病。同时，因脚底的汗腺较为发达，突然用凉水冲脚，会使毛孔骤然关闭阻塞，时间长后会引起排汗机能迟钝。另外，脚上的感觉神经末梢受凉水刺激后，正常运转的血管组织剧烈收缩，日久会导致血管舒张功能失调，诱发肢端动脉痉挛、红斑性肢痛、关节炎和风湿病等。

（2）夏日不宜贪凉

夏日天气炎热，一般人都贪凉，表现为饭后游泳降温。吃饭时，人体大量出汗，全身皮肤表面毛细血管及毛孔扩张，以利散热。此时若跳进水里游泳，全身皮肤大面积接触冷水，体温骤变和冷刺激极易使人体受凉患病，甚至会发生抽筋等意外。

饭后游泳，体内的血液不得不优先供应运动器官，消化器官的供血量大大减少，消化液的分泌受到抑制，直接影响消化和吸收。另外，

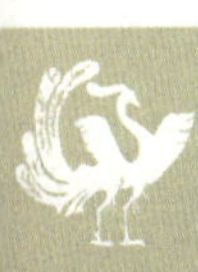

水对腹部的压力亦会影响胃肠的正常蠕动，妨碍食物与胃液、肠液等消化液的充分混合，久之会导致胃肠道疾病。

冷饮解暑，大量吃冷饮不仅会降低食欲，稀释消化液，影响消化功能，而且会使胃肠蠕动减弱，抑制消化液的分泌，造成消化不良。同时会降低胃肠的抵抗力，诱发消化道疾病。

风扇伴眠，风扇对着人体不断吹风时，由于流动空气的传导和对流作用，身体吹到的一面体表热量迅速散失，皮肤血管和汗腺随之收缩，吹不到的一面皮肤温度仍然较高，表皮血管及汗腺仍是舒张的，若体温中枢来不及调节，就会引起机体生理功能紊乱，出现头昏头痛、乏力懒散、腰酸背痛、鼻塞流涕等症状。有人睡觉时吹风还会引起关节酸痛和落枕。另外，电风扇的“回旋风”对耳膜也会产生有害影响。

（3）看书不宜躺着

很多青少年都喜欢躺着看书，以为这样比较舒适，其实这是一种不良的习惯，经常躺在床上看书的人，容易造成近视眼和不同程度的神经衰弱。

躺在床上看书的人，一般都会有这样的感觉，眼睛很容易疲劳，而两只眼睛疲劳程度又有很大差别。这是什么道理呢？因为他们大多是侧卧，头斜着，只伸一只手拿着书本，放在眼睛的斜上方来看。这样，两只眼睛都是斜视，而两只眼睛和书本的距离又不一样，所以就容易感到疲劳，尤其是下方的一只眼睛疲劳的程度更大一些，躺着看书，一般书本距离眼睛都较近，下方的眼睛还受到压迫，长期这样看书，眼球就会发生变化，形成近视，而且两只眼睛近视的度数也不同。

一个人躺在床上，肌肉放松，大脑的活动逐渐降低，中枢神经渐渐进入抑制状态，呼吸和心跳减慢，就容易昏昏入睡。可是躺在床上看书，大脑会思考书中的情节和问题，还会引起复杂的情绪变化，这样就会使大脑神经中枢兴奋起来。

这种兴奋和“躺下”所产生的自然的生理抑制状态相抵触，不仅会使记忆力、思考力减退，而且会使神经活动发生紊乱。久而久之，就会引起夜间失眠、睡不熟等一系列神经衰弱的症状。

（4）淋浴时间不宜长

据英国《新科学家》周刊报道，在加利福尼亚州阿纳海姆召开的美国化学学会会议发表的一份研究报告说，长时间的热水淋浴有害健康。淋浴及盆浴（危害程度较小）受到水中的有毒化学物质影响的程度比饮水更大。淋浴时化学物质从水中挥发出来并被吸入体内，这些化学物质还能扩散到整个房屋，再被其他人吸入。

匹兹堡大学的水化学教授朱利安·安德尔曼在会议上说：“我告诉我的朋友们淋浴时要快，水要凉。”安德尔曼和他的同事们在盆浴室和淋浴室，分别测量这两种洗澡方式供水中含有的化学物质（三氯乙烯和三氯甲烷）的挥发量。

在淋浴室，50%的三氯甲烷和80%的三氯乙烯变成蒸气。盆浴室中这两种化学物质的蒸发量大约为淋浴室的一半。造成这种差别的部分原因是淋浴水滴所形成的热表面积要比盆浴室多。

（5）父母不宜带小孩同床睡

孩子与父母同床睡，在我国是很常见的，有些已经上小学的孩子还与父母同床睡觉。理由是“暖和，好照顾”。而在欧美国家，很小的孩子就与父母分床分房间睡觉了。而这样做，确实是有道理的。

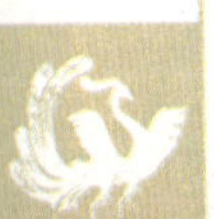

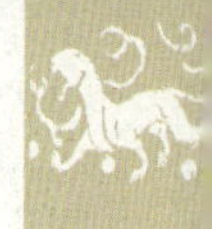

让孩子单独睡，有利于从小培养孩子的独立意识，在感情上不过分依赖他人，为以后形成一种自主自立、自强不息的性格打下基础。

（6）性生活不宜过度

性生活是组织家庭的感情支柱。性生活美满与否，不仅关系到家庭幸福，也关系到人的健康长寿。性生活不当和染上性病，将严重摧残人的健康。

在对长寿的科学研究中，国外已有许多实验证实："性青春"的延长可以使人长寿。经调查证明，许多长寿老人往往较普通人有更长的生育周期。

古人认为有控制地进行性生活，有益健康，如清人褚人获说："……能补阳和血。美颜色，悦精神，节而行之，能成地仙"。《千金要方》曰："……男不可无女，女不可无男，……强抑郁闭之，难持易失，使人漏精尿浊，以致思交之病，报一而当百也"。"久而不泄，致生痈疽"。适度并且和谐的性生活可使夫妻感情更融洽，促进双方的健康、工作和生活，但性生活绝对不可犹如脱缰之马任其奔驰而不加约束，如纵欲过度，不仅会出现精神萎靡不振，头晕眼花，全身倦怠，食欲不振等症状，日久还会引起神经衰弱及身体衰弱，有损健康；而且性生活过度还可能引起射精过早、射精过晚、射精困难或阳痿、遗精等性功能障碍，特别是以往身体不好或患过慢性疾病（如结核病、肝、肾疾病等）的人，会因房事过度而促使旧病复发或恶化。

"合房有术"是古人房事养生的一个重要准则。这里所说的"术"，就是说男女同房必要待到双方情欲萌动，火候成熟，方可交接，这样才有益健康。传统观念还十分注重"入房有禁"，比如合房时的"三伤”“五伤”“醉以入房”，远行疲乏入房，以及异常气候入房等，这都是必须注意而力加避免的。

3. 饭后三不宜

饭后不宜三件事我国民间有三句俗话叫“饭后一袋烟，快活小神仙”。“饭后一杯茶，郎中饿之爬”，“饭后百步走，能活九十九”。专家们认为，这三句话都欠科学，其实饭后是不宜立即吸烟、喝茶和走步的。

从现代医学的角度进行研究和分析，这三种习惯对健康是有害无益的。先说“饭后一袋烟”。吸烟固然危害健康，饭后吸烟，危害更大。因为吃饭后，胃肠道血液循环加快，蠕动加强，肠膜毛细血管舒张，进入准备吸收和输送的状态。这时吸烟，烟中的有害物质更易进入人体。有的医学家曾就此进行测定，发现饭后如果吸烟，那么进入人体的有害物质是平时的五倍以上。所以说：饭后吸烟，非但不能快活过神仙，而且有害健康。

“饭后百步走”有益健康，是指用饭半小时以后散步行走。如果饭后立即行走或做剧烈的运动则有害健康。因为人吃饭之后，血液便会涌向胃肠，以帮助消化和吸收食物中的养分，因而对其他部位的供血便会相对地减少。饭后立即散步，减少了胃肠道血液供应，增加了人体的负荷，这样便会影响到人体对食物的消化和吸收。

“饭后一杯茶”，同样对健康无益。因为饭后立即喝茶，会冲淡胃酸。茶中的大量鞣质会与食物中的蛋白质结合而使之凝固，不利于蛋白质等营养物质的消化与吸收。

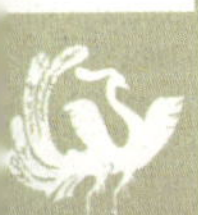

第九章

动静结合，《黄帝内经》的动静养生

一、《黄帝内经》中的动静养生

明阳动静是自然界运动的形式，“天地之动静，神明为之纪，阴阳之升降，寒暑彰其兆”(《素问·五运行大论》)。同时，这也是人体运动的形式，“人生有形，不离阴阳”(《素问·宝命全形论》)。“阳化气，阴成形。……阳为气，阴为味，味归形，形归气，气归精，精归化，精食气，形食味，化生精，气生形”(《素问·阴阳应象大论》)。

阴阳动静与气化是人体内在的运动形式，而外在的身体运动有助于内在阴阳动静的进行。通过身体的锻炼或体力劳动可以使身体素质发生转变，坚持身体锻炼，是增强体质、保障健康的法宝。所以汉末名医华佗就提出，“人体欲得劳动，但不得使极耳”。这是在黄帝养生思想指导下提出的。《黄帝内经》一贯主张劳逸结合、动静结合，还提出了应当遵守的规律——顺应自然。《素问·四气调神论》就如何顺应自然以调养精神意志、锻炼身体作了具体的规定。春天是“发陈”季节，所以人体的动静就要多一些，既要晚睡早起，多散步，还要精神愉悦，以便顺应“春生”之气；夏天是“蕃秀”季节，自然界万木繁茂，百花争艳，要有比春天更旺盛的活力，要以动为主，展开蓬勃生机，充分汲取自然赋予的阳光雨露；秋天是“容平”之季，收获季节到来的同时冬天即将到来，因此果实成熟与风霜落叶相继出现，应当减少运动，逐渐进入到以静为主的阶段，在情念上也要减少思虑，安定情绪，以适应天地间由动至静的转化；冬天是“闭藏”季节，自然界出现冰天雪地、万木萧条的景象，冬眠动物进入了休眠状态，与之相应，人类也应进入到静的状态，保存阳气，使机体的阳气固密如同藏匿宝藏，还要避免寒冷的刺激，以待来年的春生之机。

动与静在外表形式上也是丰富多彩的。譬如动，在我国的传统中有气功、武术、导引、五禽戏、八段锦、太极拳、易筋经等经过人为编排的整套系统锻炼方法；也有散步、登高、郊游、踏青、马球、相扑、打秋千等与民俗娱乐相结合的活动方法；有较为剧烈的运动，也有平缓简便的锻炼。再譬如静，我国人民发明了以操持琴棋书画、观赏花鸟虫龟、游山玩水漫游自然等积极高雅闲适的娱乐，使人从美的享受中摆脱疲劳。以上各种形式的动与静都对养生有一定益处。

我国传统的运动健身方法，特别是那些系统的有套路的健身方法中有一个显著的特点，就是讲求意识活动与呼吸活动和躯体运动相结合，即意念、调息、动形的统一，以意领气，以气动形。这也是俗话说的“内炼精气神，外炼筋骨皮”。通过在锻炼过程中，外炼经脉、筋骨、四肢，内炼精神、气血、脏腑，使内外和谐，气血流畅，形神兼备，以达到阴平阳秘的境界。这种传统的养生方法的良好疗效现已被广泛证实，某省太极拳辅导站、北京运动医学研究所等单位对 50 ~ 80 岁长期坚持太极拳锻炼的中老年人进行了全面的医学检测，结果表明：坚持练太极拳能够延缓肌力衰退，保持关节韧带的敏捷灵活，全身的血管弹性增强。实践证明这一活动对加强心肌营养、降低血压、

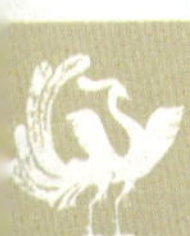

预防各种心血管疾病，改善和提高神经、呼吸、消化系统功能，促进新陈代谢，提高免疫机能，培养乐观性格等都有一定益处，对不少老年性的慢性疾病有防治作用(柯新桥、刘风云著《中医预防学》)。中医学也提倡饭后睡前的散步，历代养生学家们多认为："百炼不如一走。"闲散、从容的步行是简便易行又效果可靠的一种传统健身方法，它适用于各种年龄、性别和体质的人。俗话说："饭后百步走，活到九十九。"食后散步对于消化吸收功能有好处，它有利于胃肠蠕动，促进消化。《摄养枕中方》中说："食止行数百步，大益人。"《老老恒言》也说："饭后食物停胃，必缓行数百步，散其气以输于脾，则磨胃而易腐化。"该书还提倡睡前散步，"每夜欲睡时，绕室行千步，始就枕。"睡前的轻微活动，可以使心神宁静，产生舒适欣快的感觉，可以起到安神的效果。现代研究证明，人到老年，身体各部组织器官逐渐趋于衰退，很不适合做剧烈运动，而散步则能对身体各组织器官起到锻炼作用，不但使四肢和腰部肌肉、骨骼得到锻炼，而且使心力增强，外周血管扩张，有预防高血压、冠心病的效果，还可改善呼吸功能，促进老年人的消化吸收功能，对老年人心理健康也有一定作用。因此，这种运动方法特别适合于老年人。

养生中的"静"又称为"休逸"，人们在劳累之后需要休息。休息中又分相对静止的休息(如睡眠、卧床休息、静坐等)和相对活动的休息(如琴棋书画、花鸟虫鱼、旅游垂钓等休闲活动)。在人的一生中有大约1/3的时间是在睡眠中度过的，只有保证充足的睡眠、合理的休息，才能朝气蓬勃地工作、学习，这是人们共知的道理。人为什么要睡眠呢？《灵枢》中说："阳气尽而阴气盛则目瞑，阴气尽而阳气盛则密矣。”经过一天的劳累，阳气尽，阴入于阳，人们就感觉瞌睡，需要休息了，当阴气交尽，而阳气始盛，人们就会醒来。充足舒适的睡眠是健康长寿的重要保证。人们在睡眠中神经系统受到抑制，神经细胞进行积极地休整，恢复已经消耗了的机能，并积聚大量的氧气和其他营养物质，防止神经细胞的衰竭，所以为了健康与长寿必须保证有效的睡眠。除了睡眠、家务与工作时间之外，人们应当尽可能安排丰富多彩的业余生活。业余娱乐生活中有属动的，也有属静的。每个人都可以根据自己的实际情况和爱好选择合适的娱乐活动，这也是一种积极的休息。《黄帝内经》中“恬淡虚无”及“内无思想之患，以恬愉为务”等就是要求在养生中选择陶冶情操，使身心获得欢愉和畅的活动。我国传统的娱乐活动大部分属于这一类，它既可以使人获得美的享受，又可对疾病的防治起到一定作用。明代医家张景岳在《类经附翼·律原》中就指出：“乐者，天地之和气也。律吕者，乐之声音也。盖人有性情则有诗词，有诗词则有歌咏，歌咏生则被之五音而乐，音乐生必闻之律吕而和声。”音乐可以“通天地而合神明”。现代研究证实，欢快、轻松的音乐能促使人体分泌一些有益健康的激素、酶、乙酰胆碱等活性物质，从而调节血流量和兴奋神经细胞。音乐还可以改善人的神经系统、心血管系统、内分泌系统、消化系统的功能。其他像书法、绘画、弈棋、养鸟、喂鱼、种花、钓鱼、打猎、旅游、摄影等，都有解除疲劳，愉悦心情的作用，对于养生长寿，是其他疗法所不能代替的。

病人需要静养这一点是毫无疑义的，“欲安静，用力无劳”（《灵枢·禁服》），但黄帝养生学反对一味只知静养而忽视适当活动的做法，如在《素问·刺法论》中就指出：“欲令脾实，气尤滞饱，无久坐。”

这是因为黄帝养生理论认为，人的生命活动中，“动”是不可缺少的一环，即使是养病期间，也要动静结合，否则阴阳、动静、刚柔就无法平衡，机体就无法很快康复。对于病人是这样要求的，对于正常人就更应当如此了。假如过于安逸，就会使全身气血运行不畅，筋肉松弛，脏腑脆弱，防病与抗病能力降低。在《京闽·宣明五气论》中就指出“久卧伤气，久坐伤肉”。黄帝养生理论认为，过于安逸也是疾病发生的重要原因。临床上可见到从事体力劳动过少，又不进行体育活动的人，常常会出现精神萎靡、食少纳呆、体弱倦怠、体态臃肿等情况。所以人们要根据实际情况进行必要的、力所能及的体力劳动或体育活动。现代医学也认为，过度的休息对人体是有害的，例如有学者研究发现，睡眠 11 个小时的人，在醒后半小时内比只睡 8 小时的人反应能力差，因为过多的睡眠会使大脑中枢负担过重，其程度与思维过度所造成的思维中枢负担过重一样，使大脑昏昏沉沉，影响大脑正常活动所必需的兴奋水平。据报道，贵州省福泉市一个村民金五才，因为婚姻问题不如意，自认为命运坎坷，而精神恍惚，四肢无力，倒床便睡，经 13 年后，曾可以扛两袋水泥 (100 公斤) 小跑的金五才，已经寸步难行，连大小便也只能在床前了。(《健康文摘报》第 60 期) 可见过逸对于人体的损害是很大的。

与之相对应，“逸”不能过度，“劳”同样也是不能过度的。对于人体来说，体力劳动和体育活动都是需要的，但必须适度，否则就会发生劳伤。中医学一般把劳伤分为两类：一是体力方面的劳伤，简称为体劳；一是脑力的劳伤，简称心劳。

体劳常发生在长时间持续进行一项体力活动或短时间超负荷工作

之后。前者如《素问·宣明五气论》中所说的"久视伤血……久立伤骨，久行伤筋"即是。其中"久视"既有可能发生在体力劳动中，也有可能发生在脑力劳动中。中医学把体劳又称为"劳倦内伤"。现代生理学认为，早期的疲劳是一种一时性的生理现象，它是大脑皮层的一种保护性反应，它向人们预示着需要休息了。如果人们忽视这一预示，而长时间继续劳作，就造成过劳。实验证明，这种过劳能降低生物的抗病能力，易受细菌的侵袭。有人给疲劳的猴子和未疲劳的猴子同时注射等量细菌，结果疲劳的猴子被感染得病，而未疲劳的猴子安然无恙(北京中医学院养生康复文献编委会《中医养生学》)。

劳心是指思虑过度、劳伤心神而言。黄帝养生理论在这一方面尤为重视，在《素问·阴阳应象大论》中分别论述了各种心劳对于人体脏腑的损害："怒伤肝""喜伤心""思伤脾""忧伤肺""恐伤肾"。在《素问·举痛论》中也指出："余知百病生于气也，怒则气上，喜则气缓，悲则气消，恐则气下，……惊则气乱，……思则气结。"《灵枢·本神》篇还进一步解释说："怵惕思虑者则伤神，神伤则恐惧流淫而不止。因悲哀动中者，竭绝而失生。客乐者，神惮散而不藏。愁忧者，气闭塞而不行。盛怒者，迷惑而不治。恐惧者，神荡惮而不收。分别论述了各种心劳。心劳是情志致病。情志本是人的正常精神活动，但如果长期沉溺于一种状态之中或突然经受精神刺激，则会导致气血紊乱、阴阳失衡、脏腑失调，而发生疾病。所以黄帝养生术要求人们在精神活动中也像体力活动中一样，既不过逸，也不过劳，而要做到动而有度、劳逸结合，从而保证身体的健康。对于脑力劳动者来说尤为需要注意心劳的过度，因为长时间从事繁重的脑力劳动，会使阴血暗耗，心神失养，脾失健运。所以脑力劳动者最好每天抽出一定时间进行体育锻炼，或娱乐一下，条件许可时可以定期去旅游、爬山等。

1. 奉阴者寿

（1）静养生是对生命的轻抚

几千年来，中华民族在静养生方面已经积累了十分丰富的经验。

静养包括静坐、静立、各种静功。

静养能降低阳气及阴精的消耗，能保护人体的阳气不外泄。

研究表明，寿命与呼吸频率成反比：呼吸频率愈慢，寿命愈长。龟每分钟只呼吸 1 ~ 4 次，寿命可达几百年，甚至上千年；人每分钟呼吸多达 12 ~ 20 次，寿命仅几十年。说明保养、节能、减少消耗是养生长寿的一个重要方面。

（2）来自佛家修禅的启示

禅，就是禅定、禅修。佛家强调修禅时，应沉淀心中万念。佛家认为，心念如脱缰之野马，难以制服，非定不行，所以要沉淀诸念。佛家的修禅，还强调调息。

禅定的“定”，主要指思想净化，并不一定要定而不动，所以入禅不一定要打坐，动中也可入禅，禅的主旨在神定而非形定，过分强调静，反而成为一种束缚。这对静养功的外静内动是个启示。

佛学的瑜伽还特别注意腹式呼吸及胎息。

一般的体育锻炼比较强调胸式呼吸而忽视腹式呼吸。胸式呼吸对心肺的锻炼意义较大，但腹式呼吸更不能低估，要知道腹腔里还有许多人体非常重要的脏器，如肝脏、肾脏及胆、肠、胃等，关系着人体的消化、内分泌、泌尿、生殖、代谢等许多重要功能。

另外，腹式呼吸功是胎息功的基础，要过渡到胎息功的境界，必须要有一定程度的腹式呼吸的功底（胎息功是一种不以口鼻为主要呼吸通道，而以全身毛孔及腹部为主要呼吸通道的一种潜呼吸）。《山海经》所载的无继民氏“不息”，说明我国在远古时期已经有潜呼吸、胎息的历史。因此，印度瑜伽功和东方养生在腹式呼吸和潜呼吸方面都已经达到了一定的深度。

（3）睡前 5 分钟，练练静养功

每天下班回家后或晚上睡前 5 分钟可练练短时间的静养功，以排除各种杂念，可采用坐式、卧式或立式，也可在散步时做。方法是：全身自然放松，两眼微闭，舌顶上腭，目视鼻尖，意念定于下丹田（脐下 3 寸），然后做深长而缓慢的呼吸即可。

可以想象一件美好的事情，也可以让大脑呈现空白，意念可定于下丹田。

要旨：

呼吸吐纳：深慢柔和。

意念导引：美好自然。

气至丹田：涵藏不泄。

每天睡前应坚持做 5 ~ 10 分钟。

2. 养身之道 常欲小劳

孙思邈是我国唐代著名的医药学家，对于养生保健，他常以“流水不腐，户枢不蠹”来比喻，提出“养性之道，常欲小劳”。“小劳”，就是适度劳动。他童年时“幼遭风冷，屡造医门，汤药之资，罄尽家产”，体质孱弱；年轻时常常荷锄挎篓，长途跋涉，入深山老林采药；

到了晚年，坚持参加力所能及的劳动，他在居住地附近开辟了一个药圃，栽培各种药用植物，最终享102岁的高寿，且建树颇丰。

古今中外的寿星，大多是勤于“小劳”的实践者。有人对新疆地区部分长寿者进行调查，发现73%的寿星都是长期从事农业劳动的农民。阿克苏地区的10位百岁老人，其中8人是体力劳动者。广西巴马地区90岁以上的老人，几乎全是体力劳动者。在全国人大代表中，曾有一位农民寿星———冉大姑，直到晚年仍精神矍铄，满面春风，能吃能睡。她104岁时不仅下田参加劳动，且养了3头大肥猪，105岁那年参加全国人大会议时，人们问她高寿而健康有何秘诀，她风趣地回答说：“秘方是天天劳动，补药是阳光和风雨。不信，你们试试看。”她一生从不吃药，最后无疾而终，享年109岁。日本对一些百岁以上老人的调查也发现，有半数在75岁时，三分之一在80岁～84岁时，仍没有中断体力劳动，至于脑力劳动者中的寿星，也几乎无不热爱劳动或喜好运动，这方面的例子不胜枚举。

宋代大文豪苏东坡对王公贵人好逸恶劳而体弱多病，农夫平民勤劳而身强刚健之理，论述得淋漓尽致。他说：“王公贵人所以养其身者，岂不至哉？而其平居常苦于多疾。至于农夫小民，终岁劳苦，而未尝告疾，此其故何也？夫风霜雨露寒暑之变，此疾之所由生也。农夫小民，盛夏力作，而穷冬暴露，其筋骸之所冲犯，肌肤之所浸渍，经霜露而狎风雨，是故寒暑不能为之毒。今王公贵人，处于重屋之下，出则乘舆，风则袭裘，雨则御盖，凡所虑患之具，莫不备至。畏之太甚，而养之太过，小不如意，则寒暑人之矣。是以善养身者，使之能逸而能劳，步趋动作，使其四肢狃于寒暑之变，然后可以刚健强力，涉险而不伤。”

我国古代300多位皇帝的平均寿命不足40岁，尽管他们的死因很多，但终年养尊处优、出舆入辇无疑是重要的原因之一。随着社会的发展，现代人的体力劳动日趋减少，劳动强度亦大大降低，过于安逸少动，致使机体各系统、器官的功能降低，免疫力下降，引起种种疾病的发生。人们把一些体态肥胖、四肢疲软，易患糖尿病、冠心病等疾病的人，称为“现代闲逸病”患者。不少专家认为，消除“现代闲逸病”的方法就是“勤”，不可忽视劳动的健身作用，要勤于参加各种生产劳动或体育锻炼，以达到养生、健体的目的。

劳动为什么有助于健康长寿呢？首先，劳动能运动形体、流畅气血、锻炼筋骨，起到调节精神的作用。经常劳动，可以促进饮食的消化，增加冠状动脉的血流量，改善心肌的营养和新陈代谢，增强神经、肌肉的弹性和张力。其次，体力劳动是防止早衰的重要手段之一。步入中年之后，人随着年龄的增长，组织器官都会出现老化。经常劳动的人，可增加肌肉的新陈代谢，减慢生理性萎缩，从而有效地防止或延迟关节僵直、骨质疏松等衰老现象的发生，为健康长寿打下良好基础。当然，劳动还可以增长知识，积累经验，开启智慧。当付出的辛勤汗水变成累累果实时，更能使人心情舒畅，增加生活的情趣。劳动，还可作为一种享受，陶渊明“采菊东篱下，悠然见南山”的诗句，写的即是这种心境。

劳动有益于健康长寿，但要注意量力而行，劳逸结合，例如当外界条件恶劣时，应暂时避开；长时间的劳动时，要适当休息。对于中老年人来说，因年龄增长而体力逐渐衰减，要适当减小劳动强度，以

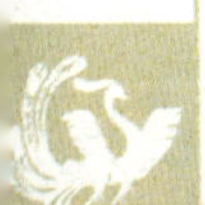

“常欲小劳”，适可而止为宜。

二、运动养生

1. 名人与登山

登山是一项有益于人体身心健康的活动。古今中外，有很多名人是喜爱登山的。观山之景色，探山之奥秘，悟山之灵气，写山之瑰丽，其乐无穷。

投身健身如今已成时尚之事，许多人投资健身器，有的参加了健身俱乐部，但对于那些登山的朋友来说，却选择了一条投资少、见效快的健身之路——登山运动。

登山是一项不可多得的简单、经济、易行的健身运动，使人远离城市喧闹，沐浴山林的新鲜空气，身心舒畅，充满活力。

选择健身方式不但要因人而异，还要因环境、因条件、因时间而异。去大山登高，去野外跑步，没有什么投资，照样强身健体。健身不在投入多少，而贵在坚持。

我们积极提倡这种崇尚自然、热爱人生的科学的健身方式。

南朝著名山水诗人谢灵运，在浙江省永嘉任太守时，遍游浙南名山大川。他为了登山方便，特地制了一种登山木履，鞋底前后装有活铁齿，上山时去前齿，下坡时去后齿。穿上这种鞋登山时，不怕山陡路滑，爬山稳当，下坡省力，人们称它为“谢公履”。

明代著名地理学家、旅行家和探险家徐霞客，以毕生的精力外出旅游，实地考察祖国的山川形势，探索大自然的奥秘，他 30 多年的考察生涯，大多数是在登山探险中度过的，因此说徐霞客是我国历史上一位杰出的登山家，那是十分恰当的。

孙中山先生的体育爱好是十分广泛的，如散步、打球、游泳、骑马、打猎等。他对登山活动兴趣最浓，认为登山不仅可以锻炼身体，而且可以陶冶情操。广西的叠彩山、广东的鼎湖山、广州的白云山，以及其他许多名山，都留有他的足迹。

李大钊生前对山很有感情，登临绝顶，攀高览胜，是他最喜爱的活动。他曾多次攀登上河北昌黎县的五峰山，登山活动对李大钊来说，是件非常有意义的事，它能给人以巨大的精神力量，使革命意志更加坚定，对革命充满信心。他的《山中即景》《山峰》《山中的落雨》等许多诗篇都是登山后写下的。

徐特立对登山特别喜欢。他曾说："爬山有上有下，有攀有登，练的劲更全面。"他在长沙教书的时候，经常登上岳麓山，有一次，他虽已年逾八旬还登上了北京香山的险峰"鬼见愁"，1963 年，86 岁高龄的徐特立同朱德一起登上了桂林叠彩山的明月峰，而且行走甚速，不用手杖，这是一般老人难以做到的。

马寅初一向重视体育锻炼。从十几岁开始，直到百岁高龄，从未间断。他喜爱多种体育活动，但坚持时间最长的是登山，跑步和冷水澡。多年来，他经常利用星期日和假期进行登山活动。北京郊区的一些山峰，他都登过。杭州的北高峰、桃源岭等山上，也都留有他的足迹。

毛泽东一生喜爱登山，新中国成立后尤甚。从 1953 年到 1975 年的 22 年间，毛泽东曾 40 多次来到西湖，有时一年几次，有时一住半年。只要身体许可，登山如同游泳一样，是他生活中不可或缺的内容之一。1955 年，毛泽东又一次登上北高峰，远眺潋滟湖光，近观山峦

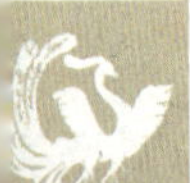

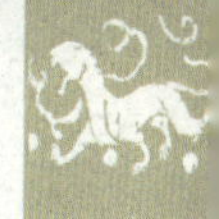

起伏，青松绿树。他胸襟顿开，诗兴勃发，吟成《看山》一首："三上北高峰，杭州一望空。(出处：五律·看山)。飞风亭达树，桃花岭上风。热来寻扇子，冷去对美人。(出处：五律·看山)。一片飘飘下，(出处：五律·看山)，欢迎有晚鹰。"

朱德一生重视体育活动。然而，他最喜爱的活动还是登山。在杭州的日子里，虽然他年届高龄，但仍坚持每天登山，曾两次登上西湖高峰，3次登上西湖南高峰。他曾在一首诗中写道："登上南高峰，钱塘在眼中；回首西湖望，江山锦绣同。"

彭德怀对登山运动也十分喜爱。他曾说，登山是一项很好的运动。不仅能增强体质，还能锻炼革命意志。他的攀登速度之快是令人吃惊的，能沿着曲折盘旋的小径，一刻不停地健步向上，毫无疑问，他的这副本领是在长期的战争年代中练成的。

邓小平的体育爱好很广泛，登山，也是他喜爱的一项活动，在北京，他经常去景山、香山等地攀登。1979年7月12日，当时已是75岁高龄的邓小平，兴致勃勃地登上了海拔1800米的黄山，他曾满怀情趣地说："爬上了黄山，天下的名山都不在话下了嘛！"

2. 勤捏手指防治疾病

肝病：捏右手拇指的两个关节。

耳鸣：捏双手无名指的三个关节。

糖尿病：捏左手拇指的两个关节。

高血压：按左手小指的根部。

心脏病：捏左手小指三个关节的内侧。

痛经：捏双手食指的三个关节。

眼睛疲劳：捏右手中指的三个关节。

每次操作3分钟，每天1～2次。

掐按小指止头痛：在小手指指甲根后缘0.1厘米处，从内角至外角，呈弧形，即指甲基部，此处为治疗头痛的有效点。在头痛发作时，可用拇指或食指的指甲切压病人的小指止痛点。切压时，局部有明显的疼痛，刺激强度以病人能耐受为宜。一般经过3～5分钟的切压之后，症状便可缓解。

3. 壮丹田，强身心

少林武功中有一个强壮身体的方法叫做“铁布衫”。就是用一个装满石子的细长沙袋来敲打腹部，小的时候家里有很多这样的沙袋，爸爸在我四五岁的时候就让我拿沙袋每天敲打肚子和两肋，结果练成了“钢肚”，上学的时候，经常让班上的同学用拳头来打，打得他们各个气喘手疼，我却仍然谈笑自如，而且觉得肚子暖洋洋的，舒服极了。但随着年龄的增长，便逐渐更注重身体的养生，发现“铁布衫”的功法，过于刚猛，而且由于在击打的瞬间要闭气绷紧肌肉。有违养生“自然顺随，松静合一”的要旨。便选“撞丹田”取而代之了。

对“丹田”的具体位置，自古说法不一，通常分为“上丹田”——两眉间，中丹田——两乳间膻中穴，下丹田——脐下1寸三分。今天要撞的就是这个“下丹田”。咱们要撞的不是一个点，而是一个面，位置就在肚脐上下左右巴掌大的一块区域。

找个如水泥电线杆一样粗细和平滑的大树来撞效果最好，我家里有一个20厘米宽的平整的门垛，我觉得也很方便。两腿略分开，站在树前，肚子离树干15厘米，然后用肚脐去撞树就可以了。

动作要点：开始撞时，力量一定要轻，幅度要小，最好穿运动衣

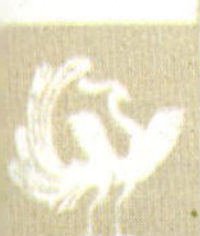

裤，（以防皮带或纽扣硌到皮肉），撞的时候全身放松，不要憋气，不要绷紧肌肉。请先感受一下撞“丹田”时腹内脏腑的感觉，和心里的感觉，可以闭上眼睛仔细体会。呼吸自然而悠闲。说是“撞”，其实那是以后的事，开始练习应该叫做“靠”更为准确。每天撞个几分钟即可。

这个功法，可以说适合于每个想要身体强壮的人，“丹田”是人体的发力点。“心有余而力不足”“有劲使不出”“心神不定，魂不守舍”、如果您觉得“体力透支，难以积蓄”，我想，您都可以从“撞丹田”中找到解决之法。

“撞丹田”将帮您找到人体的能量库，使您真切地感受到什么是人体的“内力”。很多人打坐难以入静，“撞丹田”却可让您达到身心合一的境界。

“撞丹田”会使您的内力增长很快，一段时间后，您就可以从“靠”自然转成较为有力的“撞”了。这时，您会发现原来腹部松弛的赘肉少了很多，取而代之的是柔软而富有弹性的肌肉，这种肌肉没有突显的棱角，与健美运动员的完全不同。但比后者的远为结实。

如果有年轻的朋友，想练成“钢肚”，这种方法，就是最安全有效的捷径，若每天坚持，大概三年时间，当你气运丹田的时候，差不多就可以类似汽车轮胎那样强健了。年老体弱的人只是运用“靠”的方法为好，以免撞坏身体。

4. 易被忽视的养生小动作

在日常生活中，健身不一定需要多少投资，也无需太多的时间，只要我们加以留意，便有许多简便易行的方法乃至日常的习惯动作，可以作为良好的健身手段。

（1）梳头

头是“诸阳之首”，是指挥和调节人体各种活动的中枢神经系统。

梳头是脑部运动最理想的项目，它可以刺激穴位，调节功能，增强分泌活动，改善血液循环，促进新陈代谢。多梳头，可以增寿，还能使面容红润，精神焕发。此外，梳头还是治疗失眠、眩晕、心悸、中风后遗症和青少年白发的辅助手段。平时每天可梳头 3 至 5 次，每次不少于 3 至 5 分钟，其中晚上睡前必须要梳一次。

（2）伸懒腰

伸懒腰会引起全身大部分肌肉的收缩，会使人体的脏器对心、肺产生挤压。持续几秒钟地伸懒腰，使很多淤积的血液被赶回心脏，从而可大大地增加血流量，改善血液循环，使更多含氧量的血液供给大脑。所以，常伸懒腰在促使肌肉收缩和舒张、增进肌肉本身的血液流动的同时，还可带走肌肉的一些废物，从而消除疲劳，使人感到全身舒展，精神爽快。

（3）踮脚尖

平时在工作生活中，尤其是在久坐或久站后下肢酸胀、乏力时，可采用踮脚尖的方法健身。因为踮脚尖时双侧小腿后部肌肉的收缩挤压，会促进下肢血液的回流，加速血液循环，可防止下肢静脉曲张、皮肤色素沉着，以及经久不愈的溃疡等。

具体方法是：双足并拢着地，用力踮起脚跟，然后放松，重复多次。

（4）叹气

长吁短叹可以使体内横膈上升，促进肺部排尽浊气，增加肺活量，

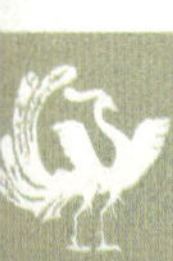

增加血液的含氧量，加快血液循环，使身体处于松弛状态，使大脑兴奋和抑制状况趋于协调，可消除悲伤痛苦、紧张焦虑以及精神压抑感，从而有益于机体内环境的调节和稳定，使机体脏腑功能得到充分的发挥。

5. 手足脑保健功

（1）手脑保健功

眼半闭，静立或静坐，或慢走，舌顶上腭，调呼吸深而缓。

然后伸缩十指做九九八十一次，然后气沉下丹田，再慢慢睁目，收功。也可用双手转动核桃取代伸屈手指运动。目的在于刺激手心的劳宫穴，因为劳宫穴可以随着心包经络上通于心脑，所以手保健功以刺激劳宫穴为主。

另外，击掌也是一种好的手保健功，因为手掌遍布经络及经穴，做击掌功既简便又有效，何乐而不为之？

（2）足脑保健功

足有大量经络上通于脑，所以做足的保健功对脑极有好处。

方法是静坐，眼半闭，调息，然后，赤足，用双足心来回搓圆木棍，或赤足走小石子路。总的原则是要刺激涌泉穴，因为涌泉穴是肾经的穴位，刺激它对肾有好处，肾气充则脑髓足，所以要做足脑保健功。

6. 养生一绝——练舌法

医学认为：人的舌体与脏腑有着密切的关系。舌尖属心，舌边属脾，舌根属肾，舌两旁属于胆，舌心属胃。经常运动舌体，能葆青春、抗衰老，有益于脏腑的健康。下面几则练舌之法不妨一试。

（1）舌抵上腭

端坐时闭目冥心，舌尖轻抵上腭，调和气息，舌端金津玉液频生，当津液满口后分 3 次咽下，咽时要汩汩有声，直送下丹田。久行此法，五脏邪火不炎，气血流畅，百脉调和，有益寿之功。

（2）赤龙搅海

以舌在口内舔摩内侧齿龈 9 圈，顺序同上。此法久之可固齿、健脾胃、轻身祛病。

（3）鼓漱华池

口唇轻闭，舌在舌根的带动下在口内前后蠕动。当有津液生出后要鼓漱有声。共 36 次。津液满口后分 3 次咽下，并用意念引入丹田，这叫做“玉液还丹”。此法使得玉液灌溉五脏，润泽肢体，久之身轻体健，步履矫捷，百病皆除。

（4）赤龙吐信

把口张大，舌尖向前尽量伸出，使舌根有拉伸感觉，在舌不能再伸长时，把舌缩回口中。这样一伸一缩，面部和口舌随之一紧一松，共做 9 次。此法利五脏，久之可回春驻颜。

（5）张口结舌

张大口、伸长舌，口中有津液生出后可仰头咽下，心中默数 81 个数之后收功。久行此法有通气、消食、驻颜去皱之效，对轻微面神经麻痹也有疗效。

练舌能改善舌体的血液循环，使舌体上味蕾的敏感性增强，从而增加食欲。此外，练舌还有清洁口腔、防治口腔疾病的积极作用。

7. 常耸肩，颈椎安

颈椎与腰椎紧密相连，是中枢神经和颈动脉的交通要道所在，又是通向大脑和面部五官神经的主要枢纽，如果颈椎病不断加重，就会

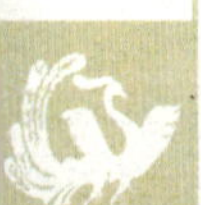

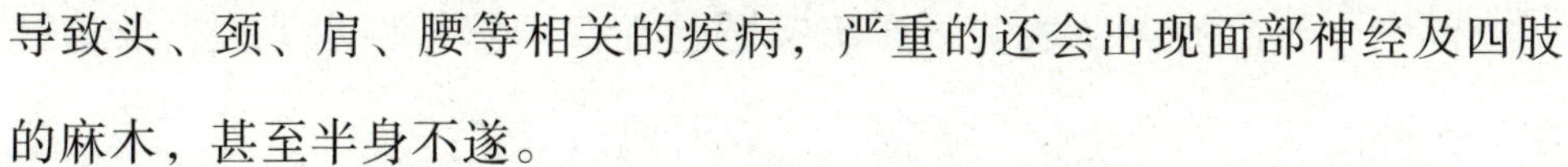

导致头、颈、肩、腰等相关的疾病，严重的还会出现面部神经及四肢的麻木，甚至半身不遂。

有句话说：经常耸耸肩，颈椎保平安。或许有人会说，耸耸肩不是很简单吗？但耸肩的动作要做得正确规范，而且要坚持天天做，才能收到疗效。

正确的耸肩方法是，首先头要正直，挺胸拔颈，两臂垂直于体侧，然后两肩同时尽量向上耸起（注意不是缩颈），让颈肩有酸胀感。两肩耸起后，停 1 秒钟，再将两肩用力下沉。一耸一沉为 1 次，16 次为 1 组。每天早晚坚持做 3 至 5 组。当然也可以随时随地做，一有空就做。每天累计总数应力求达到 100 至 120 次。耸肩，既能让肩的自身得到活动，又能用肩去按摩颈椎，使颈肩部的血流畅通，从而起到舒筋活血的作用。

此外睡觉切莫高枕，这也是防治颈椎病的方法。须知高枕有忧，尤其是对颈椎会埋下隐患，长期用高枕头睡觉不仅会加重颈椎病，有时一早起床还会出现头颈僵直（俗称落枕）。如果“落枕”了怎么办？最简便的方法是：假如右侧的颈脖子僵直，就伸出左手，半握拳，拳心向下，用左手大拇指去推顶右拳的食指与中指、中指与无名指(即第四指)之间指缝凹陷处的指根骨。如左侧颈脖子僵直，则相反。一推一顶为一次，只要十几次，颈脖子的僵直状况就会很快得到缓解。

8. 动静结合——坠足功

有的人手脚冰凉，有的人尿少水肿，有的人大便费力，有的人头晕脚软。有的人睡眠不实，有的人胸闷气短。凡此种种，不一而足。接下来就学习个简单的功法，将这些症状一扫而光。

首先，显出疲惫的表情，显出慵懒的神态，像是半梦半醒，没精打采，仿佛饿了一天没吃饭，腿上还绑着大沙袋。然后开始“跑步”——坠着沙袋跑步。（可不要真绑上沙袋，全是意念）。脚步异常的沉重，刚勉强抬起一寸又重重地落下。想停下歇歇，可后边还有人推着你，使你不得不一步挨着一步地向前“坠落”。全身各处的肌肉随着脚步的起伏而不由自主地上下颤动。两手自然下垂，也可稍稍弯曲随意放于腰间两侧，手掌完全处于“肌无力”状态。此时所有意念，全部集中在前脚掌。用意念往脚底加力。使每踏出一步都好像要把水泥地砸出个坑一样，但千万记住，只许用意念使力，而不可使肌肉用力，不要额外做出用脚跺的动作。要像铅球坠地，而不是铁锤砸地。把脚想成是“自由落体”就对了。

这样的“坠步”使您的全身完全放松，气血意念贯注于脚心。很快就会打通足底的肾经。起到迅速补肾的效果，而且前脚掌是肝、脾、肾经的交汇之所，又是心肝脾肺肾及胃肠的足底反射区，对增强脏腑功能极为有效。与金鸡独立有异曲同工之妙。而其利尿消肿、降气祛寒之效又远胜于金鸡独立。

此乃动静之功，于身心最为有益。“动中有静风吹柳，静中寓动月照云”。将意念与肢体血脉协调一致，这是养心治本之法，不可小视。

每日在花园小区“坠步”500 米，耗时 10 分钟，便可使身心状态大有改观，而且会令两脚从此不再冰冷。

其实，举手投足皆是功法，行动坐卧全可修炼，大可不必弃易从难，舍近求远！

9. 踢打腿肚养生防病

腿部肌肉每次收缩时，挤压出的血量，大致相当于心脏每搏排出

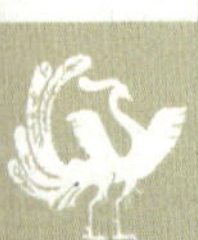

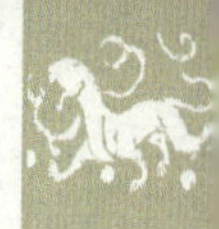

的血量。晨练利用步行方法去踢打腿肚子肌肉，可以反复加速腿肚子肌肉的收缩能力，迫使血液由腿部动脉血管迅速流淌到各支血管及毛细血管中。使腿部各个组织得到充分的营养和温度，这就达到缓解和治疗老寒腿、腿骨酸痛、抽筋等老毛病。

踢打腿肚子又迫使腿部静脉血管血液回流，加速、加快、平衡心脏血液回收能力，对预防各种心脏病也有益处。

踢打腿肚子的运动方法是：在步行中进行，用一条腿支撑地面，另一条腿的脚面依次踢打支撑腿的腿肚子的承筋穴（腘窝正中下4寸，腓肠肌腹中央取穴），承山穴（腓肠肌，肌腹下出现交角处取穴）然后交替进行。做80～100次。

三、动脑可助养生

1.《黄帝内经》对脑的认识

（1）脑的解剖基础

《黄帝内经》认为脑位于人体之首，寄居于头颅骨内，由髓汇聚而成。《灵枢·海论》说："脑为髓之海，其输上在于盖，下在风府。"指出了脑上抵颅盖，下至风府穴。这一部位实际上包括大脑、小脑和脑干。风府穴以下脊骨内之髓，称脊髓。脊髓经顶后髓孔上通于脑，合称脑脊髓。

《黄帝内经》指出，脑髓禀受父母先天之精而形成。父母生殖之精结合而凝成胚胎，其胚由精始，胎由精成。胚胎形成，脑髓始生。如《灵枢·经脉篇》云："人始生，先成精（胚胎），精成而脑髓生。"《黄帝内经》还认识到，脑髓的增长要靠后天水谷精微不断的滋养和充实。

（2）脑的功能

《黄帝内经》认为，脑与十二经脉相连，具有宜封藏、喜静恶躁等生理特点，有总统诸神，主十二官、五官七窍，司运动等功能，是生命活动的主宰。

①脑总统诸神。“头者精明之府”，是精髓和神明高度汇聚之处，总统神、魂、魄、意、志诸神。

《黄帝内经》所说“心主神明”实为“脑主神明”。《素问·本病论》说：“心为君主之官，神明出焉，神失守位，即神游上丹田，在帝太一帝君泥丸宫下。”葛洪指出：“两眉之间为上丹田，俗称脑门，其内即脑髓聚会之所。”《修真十书》也说：“夫脑者，一身之宗，百神之会，道合太玄，故曰泥丸。”汉代张仲景尊《黄帝内经》旨意，指出：“头者，身之元首，人神之所注。”(《金匮玉函经·证治总例》) 隋·杨上善在《黄帝内经太素·厥头痛》中更明确指出：“头是心神所居”。可见《黄帝内经》早已认识到脑是元神出入之所，亦是神游之乡。

《素问·八正神明论》在谈到神的表现时说：“请言神，神乎神，耳不闻，目明心开，而志先慧然独悟，口弗能言，俱视独见，适若昏，昭然独明，若风吹云，故曰神。”这说明，《黄帝内经》已认识到精神、意识、思维、情感、记忆、语言等高级神经活动及脏腑、经络、五官七窍、四肢百骸的功能活动皆由脑之元神主宰。脑神健旺则五神有主，功能正常。

②脑主十二官。脑为元神之府，主司五脏六腑。《黄帝内经》用五神脏理论，将五神分属五脏。脑通过主五神，行主十二官之职。从解剖结构讲，十二经脉上连于脑，下络五脏六腑。《黄帝内经》所谓：“心

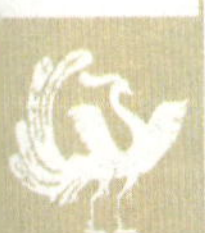

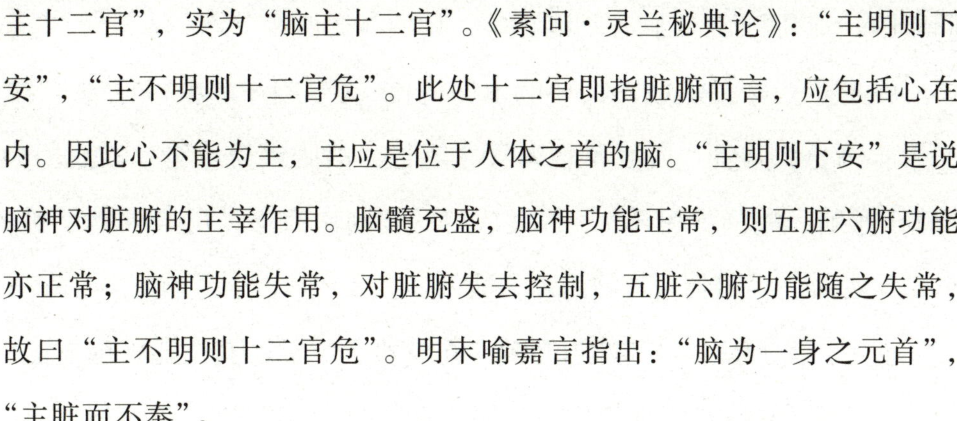

主十二官”，实为“脑主十二官”。《素问·灵兰秘典论》：“主明则下安”，“主不明则十二官危”。此处十二官即指脏腑而言，应包括心在内。因此心不能为主，主应是位于人体之首的脑。“主明则下安”是说脑神对脏腑的主宰作用。脑髓充盛，脑神功能正常，则五脏六腑功能亦正常；脑神功能失常，对脏腑失去控制，五脏六腑功能随之失常，故曰“主不明则十二官危”。明末喻嘉言指出：“脑为一身之元首”，“主脏而不奉”。

③脑主五官七窍。五官指眼、耳、鼻、口、舌(咽喉)。五官功能由脑所主。王宏翰《医学原始》指出：“耳目口鼻聚于首，最显最高，便于接物。耳目口鼻之所导入，最近于脑，必以脑先受其像而觉之，而寄之，而存之也。”

脑主目：目司视觉，其功能由脑支配。《灵枢·大惑论》云：“五脏六腑之精气，皆上注于目而为之精，精之窠为眼，骨之精为瞳子，筋之精为黑眼，血之精为络，其窠气之精为白眼，肌肉之精为约束，裹撷筋骨血气之精而与脉并为系，上属于脑。”可见目之能“视万物，别黑白，审长短”之视觉功能，由脑所主脑髓充足，脑神功能正常，则两目炯炯有神，灵活自如，视物清晰。

脑主耳：耳司听觉，其功能由脑支配。《灵枢·经脉》云：“膀胱足太阳之脉，……其支者，从巅至耳上循；其支者，从巅入络脑。”“三焦手少阳之脉，……其支者，从耳后入耳中，出走前耳，过客主人前，交颊至目锐眦”，“胆足少阳之脉，走于目锐眦，上抵头角，下耳后，……其支者，别锐眦，由目系入脑”。可见耳与脑有经络相连，两耳之听声聆音之功能，由脑所主。王清任指出：“两耳通脑，所听之声归于脑。”脑髓充足，脑神功能正常，则两耳聪明。

脑主鼻：鼻司嗅觉，其功能由脑支配。《素问·解精微论》：“泣涕者，脑也。脑者，阴也。髓者骨之充也，故脑渗为涕”。王冰注曰：“鼻窍通脑，故脑渗为涕”。古人认为的“脑渗为涕”虽与事实不符，但说明古人已认识到鼻与脑的内在联系。

脑主口舌(咽喉)：口舌(咽喉)司发声和味觉，其功能由脑支配，口舌(咽喉)与脑有经络相连。如手少阴心经，“其支者，从心系上挟咽，系目系”；足厥阴肝经，“循咽喉之后，上入颃颡，连目系”，“其支者，以目系下颊里环唇内”；“手少阴之别，系舌本，属目系(《灵枢·经脉》)”。“眼(目)系以入于脑(《灵枢·大惑论》)”。脑神功能正常，则口舌(咽喉)发音和酸苦甘辛咸味觉正常。

（3）脑的病变

脑为元神，主司精神、意识、思维、记忆、情感、感觉和脏腑、经络、五官七窍、四肢百骸的功能活动。脑髓充足，脑神正常，则精神振奋，精力旺盛，反应灵活，思维敏捷，记忆力强，脏腑、经络及五官七窍、四肢百骸功能正常。若外邪侵扰，或内邪上犯，或脑髓不足，或气血逆乱等，皆可导致脑的病变，如出现“头晕”“眩冒”“大厥”“薄厥”“狂”“善忘”及“目眩”“视歧”“目无所见”“耳鸣”“鼻渊”“衄”“腰背痛”“胫酸”等病症。外邪侵扰，可出现目眩、真头痛等病症。如《灵枢·大惑论》云：“邪中于项，因逢其身虚，其入深，则随眼系以入于脑，入于脑则脑转，脑转则引目系急，目系急则目眩以转矣。”而内邪上犯，可出现辛、鼻渊、衄、瞑目等病症。如《素问·气厥论》云：“胆移热于脑，则辛、鼻渊。鼻渊者，浊涕下不止也，传为衄、瞑目。”脑髓不足，可出现眩冒、耳鸣、失明、嗜卧、善忘、视歧、腰背痛、胫酸等症。如《灵枢·海论》云：“髓海不足，则脑转耳鸣、胫酸、眩冒、目无所见、懈怠安卧（《灵枢·大惑论》）”。气血逆乱，可出现狂证和中风等病症。如《素问·脉解论》云：“阳尽在上（脑），而阴气在下，下虚上实，故狂巅疾”，“血之与气，并走于上，则为大厥”（《素问·调经论》）。

《黄帝内经》距今已两千多年，当时能对脑的解剖、生理功能及病理变化有如此深入的认识，实在是难能可贵的。而《黄帝内经》对于脑的论述，也将指导我们更好地实现脑养生。

2. 脑养生

人们以为脑用多了会伤了它，其实错了，人的大脑储备巨大，就是电脑也根本无法与人脑相比。令人吃惊的是，人到死时，还有高达80%的脑细胞未被启用。脑的潜力大得让人不敢相信。

儿童6岁时大脑重量就接近成年了，所以少儿时期完全可以大用功、大学习。

脑不衰则全身不衰，因为脑为全身之首，正如《周易》所说：“乾为首”“乾为君”。令人吃惊的是，人的一生中衰退最慢的是脑，活到80岁，脑的平均重量才减少6.6克。

更令人吃惊的是，即使脑开始衰老也不是整个大脑一起老化，而是分区域的，并且这一群脑细胞衰退了，另一群脑细胞又代偿了，而且脑的衰退并不和年龄的增长成正比，尤其是思维功能衰老得最慢，可见人老了而脑并未老，脑为人一身的司灵，脑灵则一身都灵，所以脑不衰则全身不衰。

令人惊叹的是：人脑是个太极图。

阴鱼和阳鱼相当于大脑左右两半球，阴鱼与潜意识相关，属阴性思维；阳鱼属于显意识，是阳性思维。潜、显意识的作用跟太极图一样是对立统一的关系。

人在没有语言时，大脑的作用是潜意识，自从语言出现后，人脑的显意识逐渐占统治地位并且逐渐取代了潜意识，于是潜意识被排挤而变成了思维暗流长河。

显意识主要由右脑控制，潜意识主要由左脑作用。潜意识受压抑后，一直保持沉默，只有在紧急状态，潜意识才可能“挺身而出”，救生命于危难。

按照《周易》阴阳特性，阳性向阳、向外、主动、主宣；阴性向阴、向内、主静、主藏，所以显意识主要在醒态时、白昼时、活动时；而潜意识则在寐梦时、夜晚时、安静时。

按照《周易》阴阳定律，有阳必有阴，有动必有静，有显必有隐，因此，既然有显意识存在，那就必然有潜意识。

阴主静、主藏，故潜意识主要是贮藏智慧，必要时再显示出来，总之，潜意识是人类智慧的深层流动，而显意识是表层激流。一般情况下，二者各行其道，特殊情况下又相融合。

（1）锻炼大脑的方法

①脑静功：脑静功的目的即在于排除杂念，净化大脑，使大脑得到充分的休整，从而提高智能。我国道、佛家极为提倡“定能生慧”如《道藏·度人经》提出专一、内敛、断妄念。《老子》提出“虚静”“无为”，佛家推崇“空”“戒”都是属脑静功的宗旨。

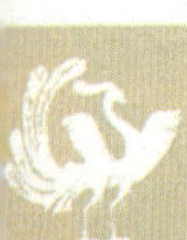

脑静功分为独步静功及静坐功两种。独步静功为独自漫步，以缓慢而有节奏的步伐结合深而慢的吐纳功，独自漫步于幽静之处，然后逐渐想一个美好的良性愿望而排除杂念。所谓以一念代万念，最后由沉醉于美好的愿望而逐渐沉静下来，处于无念无欲的漫步，让大脑出现清静无欲的澄清程度。此时是一种“视而不见、听而不闻”的状态，让大脑有一个充分休整的机会，这样有利于休整后的智力开发，孔子称为“心斋”。此法以黄昏傍晚或月下独自漫步效果最佳。脑力劳动者尤为适合，回屋后大脑清爽，工作效率倍增。

脑静功另一法为静坐，即闭门独坐，头后靠，眼半闭，取自然舒适位置，然后开始慢而深的吐纳功或结合默念，逐渐诱导入静，此时入静决不等于大脑皮层抑制，入静后必须进行积极的内视意守，即“返光内照”。方法是内视于泥丸(脑)，意守百会下三寸(相当于脑垂体部位，为生命中枢)。适时缓缓睁眼洗面后，自有一种大脑清新感觉油然而生。这时再开始工作，脑力自然倍增。这和佛家“坐禅”，“定能生慧”的原理是一致的。如《昭德新编》说：“水静极则形象明，心静极则智慧生。”也正如孔子所提倡的“坐忘”。如颜回答孔子曰：“何谓坐忘？堕肢体，黜聪明，离形去智，同于大通，此谓坐忘。”即犹如忘掉自己的形体而入静。孟子的“存夜气”，同样指清宁入静，这些养生原则都是《周易》坤静柔顺理论的应用。

②手足健脑功：手与脑及足与脑之间有一种特殊的手脑通线及足脑通线。因此运动手足可以达到健脑的目的，《黄帝内经》有：“四肢者诸阳之本”(《素问·阳明脉解篇》)的记载。头为诸阳之首，故头与四肢末的关系是极其重要的。四肢通过经络与脑有密切联系，如手三

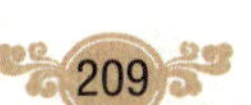

阳经从手走头，足三阳经从头走足，手、足分别为手三阳经及足三阴经经气的发源地，故手心劳营穴及足心涌泉穴都有经络直通于脑。此即手足健脑功的理论基础。

手足健脑功适于工作间隙进行，大脑两半球是分工协作的。近代国外学者研究证实了两半球的功能是左脑以思维、理解、计算、语言能力为主，右脑则以记忆、形象、感觉、感情、音乐能力为主。因此，当从事以左脑为主的工作后，即运动右手以促使恢复，而从事右脑为主的工作后，则运动左手使之恢复。也可采用手功或足功健脑。

心气不足的重点在练习手功，因手的劳宫穴经气可直达于心。心与小肠相表里，再由小肠经上头面入目达脑。方法是两手心劳宫穴处各运两个核桃或钢球，并意念引经气从劳宫穴循手少阴心经入心，再经手太阳小肠经上头贯脑。

肾气偏亏的主要运足功，因足的涌泉穴通过肾经入肾，再经相表里的膀胱经从巅顶入脑。方法是赤足滚球或圆棍，并用意念引导经气从涌泉穴经足少阴肾经入肾，再从肾经相表里的膀胱经上头入脑。如手足并用，坎离交泰，填精补脑效果更好。

③健脑点穴法：健脑功无论脑静功或手足健脑功都应配合轻叩头部，按摩头皮及点按健脑穴位。健脑按摩及点穴皆应以督脉及肝肾经脉为主，因督脉循头面最长，并和脑有密切联系，肝肾为脑髓之源。

具体应取以下穴位。

百会穴：为督脉经穴，位于头顶正中处。

太阳穴：为经外奇穴，位于额角与外眼角之间。

神庭穴：为督脉经穴，位于前额发际正中点。

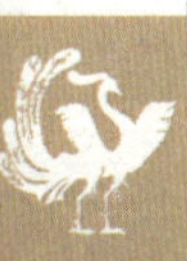

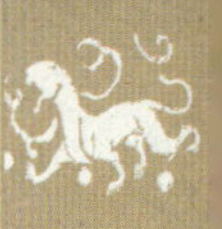

风府穴：督脉经穴，位后发际正中直上一寸。

风池穴：为足少阳胆经穴，风府穴旁开一寸五分凹陷处。

睛明穴：足太阳膀胱经起点穴，位于目内眦。

大椎穴：为督脉经穴，第七颈椎棘突下。

脑户穴：为督脉经穴与足太阳膀胱经交会，位于风府穴上一点五寸。上述穴位对头脑皆有调整作用，故为首选穴位。

其次配合以下穴位。

合谷穴：为手阳明大肠经穴，位于手掌第一、第二指关节凹陷处，该穴可作用于头脑。

涌泉穴：为足少阴肾经穴，位于足底心凹处，该穴对头脑有一定影响。

太冲穴：为足厥阴肝经穴，位于足背第一、第二趾骨之前凹中。此外，还可轻按十宣穴：经外奇穴，位十指尖，和脑、中枢神经系统有联系。

上述穴位应意念结合轻按，出现酸麻胀感是谓得气，按压后可促使清阳上升，脑力充沛。总之，对脑血循及脑功能皆有一定的改善作用。

（2）健脑食品

核桃：因为核桃长得像大脑两半球，是《周易》“象形食品”的代表。

用头补头：常吃鱼头、鸡头，正是取“补头用头，补足用足”的道理。动物大脑更是滋补人脑。

用高巅清空之品补脑：因为大脑长在头里，《周易》说头属乾卦，与清空之气相通。所以长在大树上高巅之处的食物能秉天之清气，如板栗、黑枣都能补脑益肾。

金性食品补脑：《周易》认为头属乾卦，秉于天之金气。所以食金性食品多补脑，如：高山木果、头圆之物，食物的首部，对脑都有补益作用。

补肾健脑食品：《黄帝内经》指出“脑为髓海”。因为“肾生髓”的缘故，所以说养脑必先补肾。脑力不足，多属脑髓空虚，大部分是先天肾虚影响肾生髓，或是纵欲过度亏了肾精，或是劳累过度伤了肾，尤其是用脑过度，都必须益肾，单纯健脑是不行的。因为脑髓是由肾所生的。

3. 动脑延年

瑞士老年生理学研究博士约翰·摩西在研究中发现，一些老年人和年轻人一样学习，视觉和听觉改善，自己也觉得年轻。一位美国医生也曾经进行过一项有趣的研究，他对134对孪生子女进行了长期的观察，得出了一个结论：思维活动能够延缓脑神经细胞的衰老过程，使老年人可能保持健全的思考和推理能力。同时冠心病的发病率也明显降低。因此他认为，人的大脑思维活动像体育锻炼那样重要，能够增强人的体质，延长人的寿命。

实际生活中，终生从事脑力劳动并取得突出成就的长寿者也大有人在。我国著名经济学家、教育家、北京大学原名誉校长马寅初活了101岁。俄国生理学家巴甫洛夫活了87岁。英国著名女作家巴巴拉·卡特兰80岁时仍出版了《迷人的故事》一书。德国的伟大诗人歌德，82岁高龄时完成了他的代表作、诗歌《浮士德》第二部的创作。

为什么常动脑筋有益健康呢？这是因为人的脑神经细胞共有150多亿个，一生中实际启用的只有1／3，可供开发利用的潜力很大。另

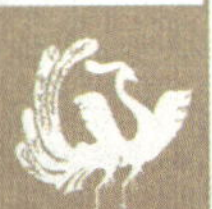

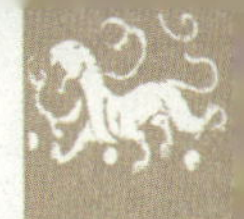

外，思维是一种涉及反射和意向的活动，可以减缓血管老化过程，对视觉和听觉的影响较大，也使脑细胞因不断开发利用而延缓其衰老，因而有益于健康。

4. 读书也可治病养生

我国西汉时期的刘向提出这样的观点："书犹药也，善读之可以医愚。"意思是书像药一样，好好读书可以医治愚蠢。如果从医学的角度来看，读书也是可以治病养生的。人的健康有两个方面，生理健康和心理健康，二者相辅相成，互为影响。心乃内因，身是外因，身通过心而起作用，心则常常反作用于身。身健和心健对人都很重要。而读书，于心健和身健均有裨益。

读书于生理健康有益处。祖国医学说"脑为元神之府"，意即大脑是否健康，直接影响人的整个机体。医学家做过调查，大多数喜欢读书和从事脑力劳动的人都具有发达的脑神经，即使到了耄耋之年仍旺盛不衰。生命在于运动，脑力在于活动。读书治学，有助于增强脑神经系统对机体的控制能力，是健脑壮身、养生防病的良方。

读书于心理健康也有益处。现代医学研究表明，常见疾病大多与心理因素有关，许多疾病可通过心理治疗不药自愈或早愈，许多疾病又会在心理状况不佳时乘虚而入或进一步恶化。读书主要用于情志方面疾病的治疗，诸如疑虑、灰心、心烦、急躁、萎靡、气盛等，大都可以通过读书得以调理和矫正。其原因不难理解，情绪不好，心理失衡，会影响植物神经和内分泌系统。春秋时有个鲁国人叫闵子骞，因为怀才不遇，积郁成疾，看了不少医生也不管用，后来对孔子的书产生了兴趣，久读之后，心一开窍，忧虑病就逐渐好转了。

读书能延年益寿。日本人口学专家研究发现，人群中寿命最长的是哲学家。美国的人口学者预测寿命时给勤奋学习的人加 3 岁。古今中外，文人与学者长寿者甚多，这与他们持之以恒、锲而不舍地读书写作密切相关。

书，虽可治病，但如果读了坏书，那也如同吃了不对症的“错药”，或吃了含有毒副作用的“毒药”一样，不仅不能治病，还会对身体和精神产生不良的影响，比如，青少年误读一些暴力色情的书籍，甚至会导致其走上犯罪的道路，所以读书要读好书、读精品。当然，书不能完全替代体育锻炼，亦不能取代治疗疾病的药品，然开卷有益，纵然不治病，也能陶冶性情、开阔视野，增长见识，所以不妨多读读书。

5.“遗忘”亦养生

人人都希望自己有良好的记忆力，能把少而壮、壮而老所经历的一切事情全部记住，而没有谁愿意遗忘，因为遗忘使人对已获得的见闻、学习过的知识和实践经验都回忆不起来。乍看起来，遗忘是有害无益的事，但细加分析，适度遗忘不但有利于正常记忆，而且在养生保健中也有极其重要的作用。

“遗忘”可以减轻大脑的负担，降低脑细胞的消耗。人的脑细胞在正常情况下，每天约死亡 10 万个。但是，如果受到外界条件的强烈刺激，大脑每天死亡的神经细胞比正常情况下就增加几倍。这种情况如果持续下去，大脑就难以承受。我们在生活中会遇到这种情况，对由于某些事情或者意外事故造成的心理压力过大的病人，人们常常采取转移当事人视线的做法，来分散其注意力，从而达到减轻痛苦的目的，这就是自觉或不自觉地运用了“遗忘规律”。神经生物学的研究表明，

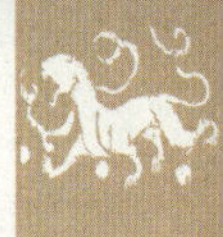

遗忘不仅是不可避免的，而且是绝对必要的。

我国古代《列子》一书中记载着一个与遗忘有关的有趣故事：宋国有一个名叫华子的中年人患健忘症，朝取而夕忘，夕取而朝忘；在途则忘行，在室则忘坐；今不识先，后不识今。求神问卜，均不见好。后来被鲁国的儒生给治好了，他不但不感激，反而勃然大怒，“操戈逐儒生”。问以其故，他说：“我健忘时荡荡然不知天地之有无；现在记忆恢复了，过去数十年中的存亡、哀乐、好恶，搅得我心烦意乱；我怕将来的存亡、得失、哀乐、好恶更乱我心，使我更不得安宁！若能再回到遗忘中去，那该多好呀！”这虽是一个寓言，但说明遗忘倒使大脑得到静息，防止神经细胞的耗损，对于患病的人有着重要的保护作用。

人们在生活中，每天要接触纷繁复杂的各种事物，留下的印象是喜怒忧思悲恐惊七情俱备。在这许多印象中，有些是愉快美好的记忆，有些却是无用的琐碎信息和扰人心绪的烦恼。这些烦恼和无用的印象，既影响人脑中必要信息的巩固，又羁绊着思维的活跃度，更重要的是对于人的身心健康有一定的损害。爱因斯坦说过：“我常常使自己的头脑轻松，把全部精力集中到我所要研究的问题上。”他还说：“在所阅读的书本中找出可以把自己引至深处的东西，把其他一切统统抛掉。”可见，“遗忘”是有相当积极作用的生理过程，特别是对于那些使人心潮难平的烦恼，更要善于把它渐渐淡忘掉，从而经常保持自己平静的心境。有病的人，更需要把过去的、现在的和未来的一切疑虑完全抛开，安心静养，使大脑的保护性抑制容易发生，以利疾病康复。

第十章
名人养生逸事

古往今来，历史的长河中无数名人志士在《黄帝内经》的指导下，在养生方面取得了令人羡慕的成就，他们是怎么实现生命长久远的状态，在日常生活中又是怎么做的呢？名人对于养生的独特见解和做法，是值得我们学习和效法的。那么，就让我们在《黄帝内经》的指导之下，来研究这些名人的养生方法吧。

一、姜太公垂钓养生秘诀

姜太公即姜尚、姜子牙，因其德高望重而又高寿被尊称为姜太公。他高寿 97 岁，80 岁时被周文王访贤发现，拜为丞相。后人总结他养生的秘诀是“豁达、淡泊、动静结合，天人合一”，而这一秘诀集中体现在他的垂钓活动中。

姜太公将钓鱼作为养生之术，他几十年如一日，只要一有空儿便持竿傍溪，静观水天一色。钓鱼实为形式，他那无饵直钩能钓鱼的理论，说明他淡泊利禄，为人豁达，钓鱼是假，赏鱼是真。正是在众人千方百计要多钓鱼、钓大鱼之际，他却静观鱼群绕钩而乐，一池清波，两岸翠柳，几声鸟鸣，大自然的清新陶冶着他的情志。

垂钓的环境多为湖滨、溪畔、河旁，绿树青草，空气中含有较多负氧离子，能提高人体免疫功能，而环境清幽也使人心旷神怡。长时间沐

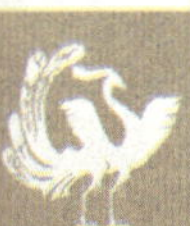

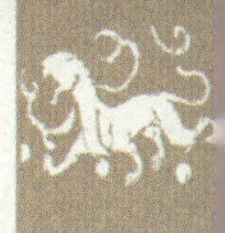

浴在大自然的怀抱，天人合一，有利于机体的新陈代谢，特别是有利于改善大脑和中枢神经系统的生态功能。

垂钓虽无饵，但抛钩观浮，一览群鱼绕直钩而过，再抬竿提线另抛，这一起一立、一提一抛，正好使四肢、手腕、脊柱全面活动伸展，起到了舒筋活血的作用；而静观鱼儿绕钩时则全神贯注、屏气凝神，两者一动一静，动静有致，是运动平衡的统一。

姜太公在垂钓中还磨炼了自己的毅力和耐性，使他养成了谋大业不求功名利禄的胸怀，从而以豁达、宽容、仁和迎来健康长寿。

二、孙思邈养生十三法

孙思邈，是中国古代著名医药学家，亦是养生的实践家。相传他活到 141 岁才仙游，百余岁时犹视听不衰，神采甚茂，可谓古之聪明博达长寿者。

孙思邈少时日诵千余言，善谈庄、老及百家之说，兼好佛教经典。隋文帝时曾推拒当官。及唐太宗即位，召诣京师，叹其容色甚为年少，故知老先生为有道者，诚可尊重。

他著有《老子》《庄子》，撰有《千金要方》《福禄论》和《摄生真录》等。

现介绍流传至今的孙思邈养生十三法。

1. 发常梳

将手掌互搓 36 下，令掌心发热，然后由前额开始扫上去，经后脑扫回颈部。早晚各做 10 次。

头部有很多重要的穴位。经常做这动作，可以明目祛风、防止头痛、耳鸣、白发和脱发。

2. 目常运

合眼，然后用力睁开眼，眼珠打圈，望向左、上、右、下四方；再合眼，然后用力睁开眼，眼珠打圈，望向右、上、左、下四方。重复3次。

搓手36下，将发热的掌心敷于眼部。这动作可以强化眼睛，纠正近视和弱视。

3. 齿常叩

口微微合上，上下排牙齿互叩，无需太用力，但牙齿互叩时须发出声响。轻轻松松慢慢做36下。

这动作可以通上下颚经络，帮助保持头脑清醒，加强肠胃吸收、防止蛀牙和牙骹骨退化。

4. 漱玉津

玉津即津液、口水。漱玉津的做法是：口微微合上，将舌头伸出牙齿外，由上面开始，向左慢慢转动，一共转12圈，然后将口水吞下去。之后再由上面开始，反方向再做一次。

口微微合上，这次舌头不在牙齿外边，而在口腔里，围绕上下颚转动。左转12圈后吞口水，然后再反方向做一次。吞口水时，尽量想象将口水带到下丹田。

从现代科学角度分析，口水中含有大量酶，能调和激素分泌，因此经常做这动作，可以强健肠胃，延年益寿。

5. 耳常鼓

手掌掩双耳，用力向内压，然后放手，应该有“扑”的一声。重复做10下。

双掌掩耳，将耳朵反折，双手食指压住中指，以食指用力弹后脑风

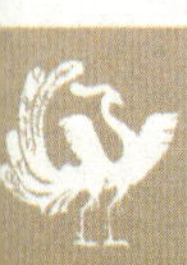

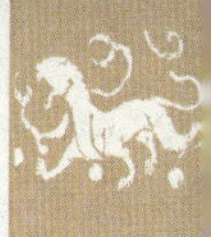

池穴10下，“扑扑”有声。这动作每天临睡前做，可以增强记忆和听觉。

6. 面常洗

搓手36下，暖手以后上下扫面。

暖手后双手同时向外圈。

这动作经常做，可以令脸色红润有光泽，同时不会有皱纹。

7. 头常摇

双手叉腰，闭目，垂下头，缓缓向右扭动，直至恢复原位为一次，共做6次。反方向重复。这动作经常做可以令头脑灵活，防止颈椎增生。不过，注意要慢慢做，否则会头晕。

8. 腰常摆

身体和双手有韵律地摆动。当身体扭向左时，右手在前，左手在后，在前的右手轻轻拍打小腹，在后的左手轻轻拍打“命门”穴位。反方向重复。最少做50下，做够100下更好。这动作可以强化肠胃，固肾气，防止消化不良、胃痛、腰痛。

9. 腹常揉

搓手36下，手暖后两手交叉，围绕肚脐顺时针方向揉。当自己的身体是一个时钟。揉的范围由小到大，做36下。这动作可以帮助消化、吸收、消除腹部鼓胀。

10. 摄谷道

摄谷道，即提肛。吸气时提肛，即将肛门的肌肉收紧。闭气，维持数秒，直至不能忍受，然后呼气放松。这动作无论何时都可以练习。最好是每天早晚各做20 ~ 30下。相传这动作是“十全”老人乾隆最得意的养生功法。

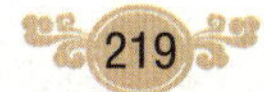

11. 膝常扭

双脚并排，膝部紧贴，人微微下蹲，双手按膝，向左右扭动，各做20下。

这动作可以强化膝头关节，所谓“人老腿先老，肾亏膝先软”。要延年益寿，要由双脚做起。

12. 常散步

挺直胸膛，轻松地散步。最好心无杂念，尽情欣赏沿途景色。

13. 脚常搓

右手擦左脚，左手擦右脚。由脚跟向上至脚趾，再向下擦回脚跟为一下。共做36下。

两手大拇指轮流擦脚心涌泉穴，共做100下。

常做这动作，可以治失眠、降血压、消除头痛。脚底集中了全身器官的反射区，经常搓脚可以强化各器官，对身体有益。

孙思邈善参天地与人质的同一性。在人类疾病与天地灾变面前，他曾说：“良医导之以药石，救之以针剂，圣人和之以至德，辅之以人事，故形体有可愈之疾，天地有可消之灾。”

不仅如此，他对于为人处事的原则也留下了千古名言：“胆愈大而心愈小，智愈圆而行愈方”。他告诫弟子，“心为之君，君尚恭，故欲小。《诗》曰‘如临深渊，如履薄冰’，小之谓也。胆为之将，以果决为务，故欲大。《诗》曰‘赳赳武夫，公侯干城’，大之谓也。仁者静，地之象，故欲方。《传》曰‘不为利回，不为义疚’，方之谓也。智者动，天之象，故欲圆。《易》曰‘见机而作，不俟终日’，圆之谓也。”

当弟子进一步请教养性之要时，他回答说：“天有盈虚，人有屯危，

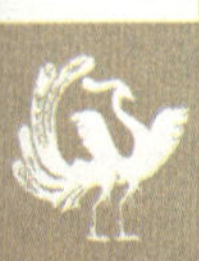

不自慎，不能济也。故养性必先知自慎也。慎以畏为本，故士无畏则简仁义，农无畏则堕稼穑，工无畏则慢规矩，商无畏则货不殖，子无畏则忘孝，父无畏则废慈，臣无畏则勋不立，君无畏则乱不治。是以太上畏道，其次畏天，其次畏物，其次畏人，其次畏身。忧于身者不拘于人，畏于己者不制于彼，慎于小者不惧于大，戒于近者不侮于远。知此则人事毕矣。”

由此可见，孙思邈对人体、人事与天理自有透彻的参悟。我们何不从自身和我们的家人开始，一起学习效法？

三、乾隆养生法探究

“腹常旋，肛常提”是我国古代流传的一种保健方法，乾隆也非常推崇这种方法，并将其归入他的养生歌诀。其实早在隋代名医巢元方的《诸病源候论》，唐代名医孙思邈的《备急千金要方》，明代李梴的《医学入门》中已有这方面的介绍，因其应用简便，经济，平稳可靠，所以古今养生家对此均十分重视。

祖国医学认为，腹部是任脉行经路线，它的络脉散布于腹部，任脉有交通阴阳的作用，又有“生养之本”之称和“主胎胞”之功，因此“腹常旋”有助于人体的阴阳交会，改善脾胃功效：

旋腹的方法，常取坐式进行自我按摩，操作时，先用左手掩压命门穴(即神阙穴处)，再用右手围绕肚脐四横指周围轻轻回旋擦摩二十次，再换右手掩压命门穴，左手围绕肚脐四横指周围轻轻回旋擦摩二十次，共计四十次。肚脐下二横指为气海穴，下四横指为丹田穴，是任脉经的二十主要穴位。脐旁三横指为天枢穴，脐上三横指为下脘穴。如能经常按摩这些穴位，可调节脾胃，强壮身体，对男女生殖系统、泌尿系统、神经系统、消化系统等病，像男子遗精、女子月经不调、尿闭、遗尿以及腹痛、泄泻等症均有疗效，特别是丹田穴的按摩，对促使正气的运行，甚为有益。

有关“肛常提”，古人很早以前就发现了肛门和会阴部在人生发展中的不平衡，并有意识地企图改变这种薄弱状况。例如，我国古代医学家曾提出“地门常闭”。武术界也明确提出要锻炼这一部位。太极拳提出要“调裆”或“裹臀调裆”；形意拳提出“提肛裹胯”“谷道(即肛门)内提”；八卦拳贝樱求“紧裆收胯”或“肛门要上提”等。实践证明，骨盆底诸肌也会和臀腿部肌肉一样，通过锻炼会变得坚实有力，这对于肛门的保健极为重要。

现代医学也观察到，人体因久坐、久站，肛门部常常出现水肿、淤血而引发静脉屈曲成痔，以致肛门括约肌代谢减弱，收缩无力。括约肌松弛可致肛门失禁、内痔脱出，特别是老年人更易出现。“肛常提”能预防和治疗肛门直肠疾病、胃肠道疾病、泌尿生殖系统疾病。特别是活动少的人以及老年人作提肛运动更为重要。

“肛常提”的方法，无论站、坐、卧均可，当吸气时，用力收缩肛门，尽量将肛门向上提起；呼气时则尽量放松。如此反复 15 ~ 20 次不等。最好再配以下蹲、起立等活动。该练习不受年龄限制，每天不少于进行三次，多者不限。有便秘者更应坚持锻炼。

需要提醒的是患有内痔、混合痔、脱肛者均可锻炼，但当急性感染时，应在炎症控制后方可进行。

“腹常旋，肛常提”是根据中医经络学说用柔和、轻松之力施术于人体，通过经络的传导作用来调节全身，借以调和营卫气血，达到防

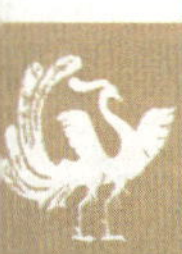

病、治病、养生保健的目的。

四、郎静山的养生之道

摄影大师郎静山摄影作品回顾展，在一幅幅再现唐宋诗词意趣的作品背后，是郎大师从容超然的百岁人生。

1. 百岁高龄手不释机

郎静山 1892 年生于江苏淮阳，1995 年 4 月 13 日病逝于台湾，按中国传统虚岁算法，享年 105 岁。郎静山的长寿秘诀是什么呢？

郎静山曾说，我的健康之道就是摄影，我的养生之道是一切顺其自然，随遇而安。他常说："摄影就是我的娱乐和休息。由于对摄影的兴趣，我已忘了去注意自己的年龄了。"郎静山百岁高龄时远赴北海道拍摄仙鹤；1993 年他回内地探访子女，还登上黄山拍照，而他去世前一个月，仍在东奔西走张罗着亚洲摄影艺术协会的筹建工作。

古语云"智者乐，仁者寿"，郎静山兼而有之。他宅心仁厚，豁达乐观，恬淡朴实。他的儿子郎毓祥说"父亲是那种自己有十块钱，就可以给朋友九块钱"的人，而他并不富裕，有时年三十还外出躲债。抗战时全家逃难到四川，楼下的客厅还慷慨地接纳了不少无处可归的朋友、亲戚。

饮食起居方面，郎静山也极其随便，随心所欲。他有句口头禅是："两条腿不吃，四条腿不吃，软硬不吃，其他全吃。"意指他想吃什么就吃什么，他的女儿郎毓秀回忆道："父亲晚年还迷上了麦当劳、肯德基，经常一个人溜到住家隔壁的洋快餐吃一顿。他还喜欢吃豆腐和泡豇豆炒肉渣渣。早晨以甜点心为主，零食爱吃曲奇饼干"。他的另一个儿子郎毓贤说："父亲从不锻炼身体，也不吃补药，从不为长寿而求寿"。但郎静山走过了105个丰富多彩的春秋，真乃奇迹也！

2. 大难不死逢凶化吉

郎静山的一生不以物喜，不以己悲，遍拍名山大川，甚为顺利。唯有两次遇险，竟然逢凶化吉。

第一次奇迹发生在1986年7月，那时郎静山95岁。那天他与摄影界同仁驱车外出采风。途中汽车冲出公路翻落山崖，同车的三位影友跌落在500多米的深谷，车毁人亡。而郎静山却奇迹般地从上锁的车门中甩了出来，人落在崖坡上，只受了一点轻伤。郎毓秀说："当时我从《参考消息》上看到车祸消息，急坏了，打电话一问才知父亲两个多小时就从医院出来回家，太幸运了！"事后，郎静山风趣地对别人说："我大概是阳罪还未受够吧！"

另一次险情，发生在郎静山100岁时。一天，他独自去银行办事，不慎前额碰到玻璃，往后一仰，后脑又撞到厚厚的大玻璃门上，把玻璃门碰得粉碎。郎先生身上落满了玻璃碎屑，身体却安然无恙。人们都以为郎静山练过气功，后脑勺多长块骨头，郎先生接茬道："没想到这块骨头到这把年龄才派上用场。"事后，大家都叫他"郎铁头"。

五、毛泽东的养生故事

毛泽东虽然从来都没有刻意追求养生之道，但他的日常生活习惯，又十分科学和符合养生之道。

首先是他有良好的饮食习惯和爱好。他爱吃素食，但也爱吃红烧肉，虽然保健医生在他的菜谱里，从来都不会出现红烧肉的字样，可他自己每隔一段时间，就要叫卫士长给他做一碗红烧肉来吃。一般认为红烧肉里含有大量脂肪，会导致高血脂、心脏病等，但现在的研究证实，

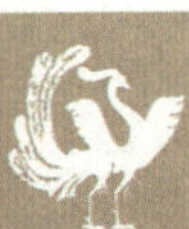

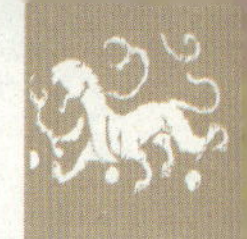

经烧制后的红烧肉，其所含的饱和脂肪酸、胆固醇可下降50%，而其中能防治心脏病和抗衰老的不饱和脂肪酸等却没有变化。

毛泽东爱吃辣椒，顿顿饭离不开。而辣椒含辣椒碱、辣椒红素、维生素C，能调味、健胃、增加食欲，有保健功能。他还喜欢吃马齿苋，那是一种含有多种维生素、钾盐的食物和药物，可增强体质，抗衰老。毛泽东还有一大爱好，就是喝茶，浓浓的热热的绿茶，不但要喝，喝过后茶叶还要全部吃了。茶中的有用元素一点没浪费。

毛泽东以书法健身，更是家喻户晓。尽管日理万机，他总会忙里偷闲，大书特书一番。他的行草，继往开来，自成一家，是国人称羡的书法大师。

他更是运动健身的楷模。孔子曰："知者乐水，（出处：《论语·雍也篇》）仁者乐山"。毛泽东一生，既乐水又乐山。大水库、大江、大河、大海，都是他的所爱。他先后17次畅游长江，最后一次已是73岁高龄。

他乐山的故事就更多了。被他称作"第三故乡"的杭州，他几乎爬遍了其所有大山。他在登杭州灵隐寺北高峰时，写下著名诗篇《五律·看山》："三上北高峰，杭州一望空。飞凤亭边树，桃花岭上风。热来寻扇子，冷去对美人。（出处：五律·看山）一片飘飘下，（出处：五律·看山），欢迎有晚鹰。"

六、宋美龄长寿之谜

106岁才寿终正寝的宋美龄，在她的有生之年，给人的印象总是那么神采奕奕、气质雍容华贵，这不能不说与她的科学养生之道有密切的关系。

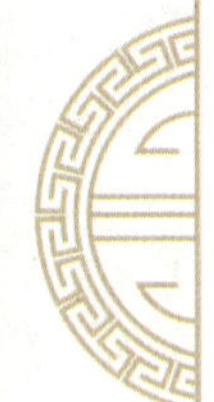

首先是，她对饮食十分注意。年轻的时候，她喜欢吃的是西餐和江浙风味的中餐，忌油腻食物。她最爱吃水果，是每天都不能离开的。到美国以后，她就很少吃甜食了，但对家乡菜就更加喜欢了。有时，还亲自下厨，自己包馄饨，自己调馅、配料、搅拌，还耐心地手把手教给厨师，包馄饨、饺子的要领。

宋美龄一生无大恙，还有一个秘密。《华盛顿邮报》记者亚当·斯密斯曾透露，她喝一种特制的养生酒叫“回春乐富酒”，据说对她的长寿健康颇有裨益。

宋美龄一生还十分注意个人修养、信仰和仪表。她不化好妆是从不出门的。有一根白发，都会叫护士给她拔掉。这种心态使她永远保持一种自信。

她酷爱绘画。她的老师是台湾最出名的两位画家黄君璧和郑曼青。宋美龄所画的山水和竹子是颇为大气的。

她就是到了晚年，也还是十分喜欢运动。一有时间，就叫媳妇陪她看马戏团表演，逛商店，遛大街。先是走，走累了，就叫出租车。第一次在美国打的，她觉得很新奇，发出了孩子般的大笑。她童心未泯，以后还经常打，觉得方便又好玩。

到美国后，她觉得自己不再是第一夫人，心情非常安适、平和又轻松，对下人也一改从前。她的护士们每半年就要轮换一次，这是她最难过的时候，因为每位护士她都当孙女看待，走的时候双方都是含泪告别，好几天她的情绪也恢复不过来。

一天晚上，她下楼不小心跌了一跤，小护士难过得哭了。她安慰说：“没什么，是我自己不注意，上年纪了，跌跤是难免的。”她还特别

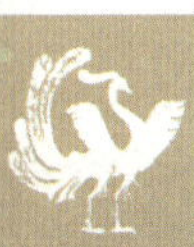

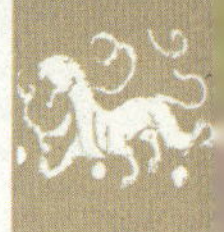

告诉护士长，不能怪罪和难为小护士。

她的善良、仁慈，是每个在她身边的人都有目共睹的。每个侍卫官退休，她都要反复叮嘱："回台北好好和家人生活，到各地去多走走，也可到大陆去看看。祭祖、扫墓，尽人子的心意。"

七、陈鸿逵：108岁的"顽童"

浙江大学老教授陈鸿逵，是全国健康老人。他面色红润，身板硬朗，思维敏捷，非常健谈。

他的长寿秘诀是，用新的生活方式来充实自己，延续年轻时的活力和激情。他的家，像一个玩具天地。写字台上、书架上、床头柜上、电视柜上，到处都是各式各样的玩具。有钓鱼翁、跑步少年、藏族姑娘，还有大大小小的玩具熊猫，不下百个，个个憨态可掬。这些玩具都是老人家自己做的，他每天除了著书立说外，就是做玩具。有的是赠给朋友，有的是自己欣赏。

老人家说，做玩具其实很简单，不在于手巧，而在于心灵。生活中美好的东西太多了，只要你用心去发现和欣赏，也就有了制作的愿望，就会动手去做。而只要动手去做，你就会觉得自己越来越年轻，忘记了自己的年龄，心情也随之无忧无虑，生活充满活力，不知老之将至。

老人家还制作了不少益智玩具，他说，现代人的长寿，得益于生命科学的发展。而营养、药物等保养只是一个方面，生命科学的更重要真谛，是动脑益智。身体需要运动，大脑也同样需要运动。

老人家还有一个百宝箱，里面装着各种益智玩具。每样益智玩具他都玩得得心应手，纯熟自如。老人家非常喜欢动脑、动手。他的眼睛

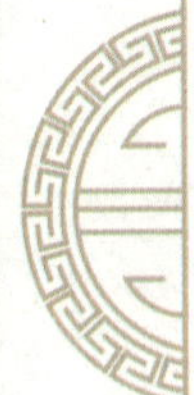

花，看不了电视，他就自己动手做了一个放大镜的支架，放到电视机前，这样就可以正常看电视了。

八、邓小平养生长寿 20 字诀

淡泊从容，宠辱不惊，邓小平以豁达的心胸和大智大慧安享 93 岁（公元 1904 ~ 1997 年）高寿，这在全世界的伟人中并不多见。他在 75 岁高龄时，健步登上了黄山;80 多岁时，还能在大海中畅游 1 个多小时。

1991 年的“七一”，当小平同志谈到自己的养生之道时曾说：“我今天的思维还不算老化，主要还是靠日常的运动，如散步、打拳、游泳等；对问题、对事物多抱以坦然乐观的心情；生活正常，调理得当；读书、看报、打桥牌、看足球、逗小孩。”他的养生长寿之道，归纳起来就是“乐观豁达、勤于动脑、坚持锻炼、合理膳食、家庭和谐”20 个字。

1. 乐观豁达

“我一向乐观，天塌下来，我也不怕，因为有高个子顶着。”1984 年 10 月 11 日，在联邦德国总理科尔请教小平同志“长寿秘诀”时，他给予了如此答复。众所周知，邓小平在中国政坛三起三落，历经磨难，家庭成员也屡遭不幸，但他在逆境中从不怨天尤人，始终保持乐观的心态。

2. 勤于动脑

美国电视记者华莱士问邓小平每天工作多长时间，他回答：“两小时。”“我的工作方法是尽量少做工作。其他时间用来读书、运动和休息，还要和孩子们在一起。”邓小平办事效率很高，一般在上午 10 点左右就将重要文件处理完毕。之后，如没有会议或外事活动，就坐在沙发上看

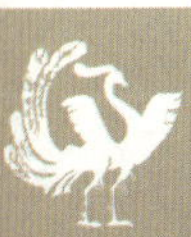

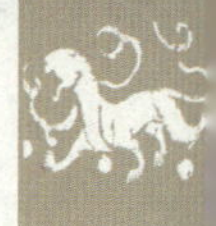

看书报，打打桥牌，活跃活跃脑子。他曾自豪地说："我用桥牌来训练脑筋……我能打桥牌，证明我的脑筋还清楚。"

3. 坚持锻炼

从青年时代起，邓小平就养成了坚持健身的好习惯。他虽然日理万机，但总是忙里偷闲进行锻炼。他的爱好很广泛，游泳、洗冷水澡、登山、散步、足球都是他所喜爱的。

"我能游泳，特别是喜欢在大海中游泳。"邓小平夏季在海滨游泳，能连续游1个多小时，有时遇有风浪，仍继续前进，胜似闲庭信步。"我十年来没得过一次感冒，原因之一是每天早晨都用冷水洗澡。"这是邓小平在接见新西兰总理朗伊时谈到的。

邓小平经常抽出时间，在自家的院子里散步。下雨天不方便，他就在走廊里来回走动。他对待散步像对待工作一样认真，不偷懒，不取巧。

4. 合理膳食

邓小平的饮食习惯很有规律。早餐8：30，午餐12点，晚餐6：30，几十年不变。他早餐爱吃鸡蛋、馒头、稀饭、泡菜；午餐和晚餐常是两素一汤。邓小平爱喝绿茶，他杯子里的茶叶放得很多，待全泡开，要占杯子的三分之二。他还喜欢喝米酒，饮酒前，先吃些菜肴，避免酒对胃黏膜的刺激。他有几十年的抽烟嗜好，但在医务人员的建议下，1989年彻底戒了烟。

5. 家庭和谐

邓小平和卓琳，相伴走过了58个风云多变的春夏秋冬。夫妻恩爱，携手白头，心心相印，患难与共。邓小平向来重视天伦之乐，喜欢和家人在一起。他十分疼爱儿孙，常和他们一道说笑谈天。逆境时如此，顺境也如此。家庭的温暖，是帮助邓小平从容应对政治逆境的一个重要因素，也是他长寿的秘诀之一。

我国传统养生学主要包括精神养生、饮食养生、运动养生、药物养生四大类，前三种养生方法都被邓小平同志科学地运用在日常生活中。

九、百岁老人吴泽铭养生有道

生于1904年的吴泽铭老人，已走过百年历程。他曾在上海同济大学学医，并拜名中医秦伯未为师。虽年过百岁，可身体硬朗，步履矫健，行走自如，还能自己骑老年车。他耳聪目明，头脑清晰，又十分健谈。

他的养生秘诀有五。一是贪玩。他说，自己一生不贪财，不贪色，只贪玩，长寿是玩出来的。无论多忙，处境多么险恶，他照样不在乎，依然唱戏、跳舞、打麻将、钓鱼，靠玩解除忧愁和烦恼。他从10岁就是京戏票友。二是处事泰然。得意时淡然，失意时坦然，从不动气。因历史问题，身陷囹圄时，他乐知天命，“逆来顺受，以忍为高”。三是助人为乐。几十年的行医过程中，他始终坚持扶危济困，对贫困病人，一律免收诊费。他说这样心里感到欣慰和满足。四是生活有规律。早6时准时起床，三餐定时定量，不吃零食，不吃请。早晚是素食，中午荤素不限。五是坚持运动。早起就晨练，大红拳、甩手拳，年轻时还喜欢爬山、钓鱼，现在也还坚持走路、骑老年车。

十、何文章107岁童心未泯

沈阳市铁西区的何文章老人，107岁时仍很健康，他的健康长寿，得益于他的独特生活方式。

他每天早晨3点多钟就起床，喝一杯牛奶后，就上公园，领着70岁左右的老人们做健身操。他做操十分认真，一丝不苟，虎虎生风，不

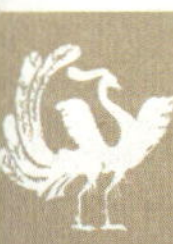

但自己显得那么年轻，还带动了身边的老年人。他不时地和老年人们交谈说："锻炼身体一定要保持正常心态，平和乐观，持之以恒。"

7点多钟，他要准时回家，吃早饭。他吃饭从不挑食，也不暴饮暴食。胃口极好。十点多钟，老人要休息一会儿。吃过午饭以后，他要到附近的小树林里，走一走。午后3点多钟，他要到市场去买菜，买菜回来，他就看报纸，然后，再睡上一个小时。醒来后，就该吃晚饭了，晚饭时，他要和家人们，谈一谈这一天的情况和体会，还有一天看到听到的新闻。饭后，他要准时看新闻联播和天气预报。洗漱过后，就上床睡觉了。每天九点他就准时进入梦乡了。

老人家十分规律地生活，使他的身体和心态，非常好。在沈阳的"十大健康老人"中，他排名第二。

十一、老部长钱信忠的养生之道

原卫生部老部长钱信忠，不仅懂得医学，而且在养生之道方面也身体力行。虽银发浓密，但身体仍十分健康，精神矍铄，目光炯炯有神，面色红润。

谈及他的养生秘诀，钱老说："真还没有什么秘诀。我只是喜欢体育锻炼。我选择散步、跑步、打拳，夏天在前海、后海游泳，这是我锻炼的主要内容。我不要别人陪同（不麻烦人，又不受人限制），这样我的心情很愉快"。

这位精力充沛的社会活动家生活安排得规律、严谨、紧凑。一般每天清晨五点左右起床，在后海岸边活动身体1～2小时，或在院子里做做操，打上一套太极拳或长拳，一年四季风雨无阻。上午8～9时伏案工作，内容有学习、写作、看书报。中午午睡是他的习惯。下午会客或做社会调查。晚餐后，看完电视“新闻联播”还要到户外散步活动一个小时左右。

钱老认为，坚持适当的体育运动和规律的生活，不仅是为了身体健康，还能体现出一个人的品德、事业心、学习态度和对人生理想的追求。他将一生的主要精力用于工作和学习上。钱老说：“不工作、不学习是不可想象的生活，暮年也是如此。”

练习书法，舞文弄墨也是钱老的一大爱好。写毛笔字几乎成了他闲暇时光的必修课。他用小楷摹写的唐宋诗词三百首，已经成帖出版，受到读者的广泛欢迎。

环境悦人，这也是钱老很重视的。在他的小院中，颇有一派乡野风光。夏季里，长满了由他亲手种下的茄子、辣椒、西红柿等，花菜满畦，整洁清爽，在这一片绿色的空间中充满着他的闲情逸致。或许，正是他始终没有割舍的劳动本色，才使他拥有一个健康的体魄。

不沾烟酒，这也是钱老在长期生活中养成的好习惯。当年钱老就曾提倡戒烟，认为吸烟对人体有害，对重点人群的危害尤为严重，应该加大宣传力度。

1982 年钱老退居二线以后，仍经常深入基层，调查研究，了解广大人民群众的健康状况，以“防病治病”“增强体质”作为自己工作的指导思想。他专心撰写了《人口新编》《中国卫生事业发展与决策》两部著作，并主编了《中国医学百科全书》。1993 年受原卫生部的委托，钱老担任了中国防治性病艾滋病协会会长。为中西医结合防治艾滋病药物的科研工作，为推动我国预防性病、艾滋病的事业，发挥了重要作用。

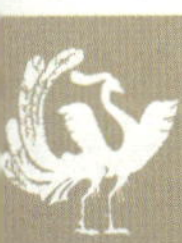

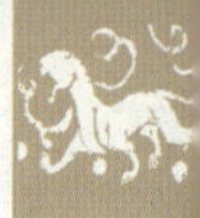

十二、启功先生的养生之道

一位气功师替启功先生发功治病，问先生有什么感觉，先生知道气功师等待的是酸麻胀热类的话，但实际上并无此感觉，便认真地说，“我感觉到两只大手摁在我的膝盖上。”在场的人听后失声大笑。

由于颈椎病发作，他被送到了医院做牵引，这本来是一桩很痛苦的事，可他却躺在床上做了一首《西江月》：“七节颈椎生刺，六年铁饼拴牢，长绳牵系两三条，头上数根活套。虽不轻松愉快，略同锻炼晨操，《洗冤录》里篇篇瞧，不见这般上吊。”

无独有偶，还有一次先生因血脂高而去医院输液，豁达幽默的启功先生又就此而作了一首《渔家傲》：“眩晕多年真可怕，千难苦况难描画。动脉老年多硬化，瓶高挂，扩张血管功能大。七日疗程滴液罢，毫升加倍齐输纳。瞎子点灯白费蜡，刚说话，眼球震颤头朝下。”

有一回，医院给先生的家人下了“病危通知书”（其实这已不是第一次），启功先生被严格“管制”起来，有人问及先生的看法，先生说：“浑身实难受，满口答无妨。扶得东来西又倒，消息传来贴半张，仔细看，似阎罗置酒，敬候台光。”如此乐观看待生死，阎王也无可奈何了，于是启功又一次“策杖回家转”了。

十三、91 岁院士钱令希的长寿心得

钱令希，1916 年出生在江苏无锡的一个书香之家，从小就聪颖过人，25 岁就成为大学教授。从教 60 多年来，培养出一批又一批的优秀人才，其中院士就有 6 位。因此有“伯乐院士”的美誉。他曾担任过大连工学院院长、中国力学学会理事长、中国高教学会副会长。

在国际力学界有着很大影响的钱令希与人交谈中睿智幽默，笑声朗朗，让人很难与 91 岁高龄联系起来。他的长寿经是：

1. 退而不休，勤思健脑

堪称工程力学大家的钱老，离开工作岗位以后，人退心不退，常以一种求索精神，关注科研和教学，并以此为乐。为了促进教学，90岁时他还走进课堂，与20多岁的年轻学子们一起当学生，按时完成作业、作息，整整一个学期。有的老师劝他听几课指导指导就行了，他却风趣地说："这是一种享受，如同米卢的'快乐足球'。"

钱老一直认为，人不能闲，一闲就会百病上身，尤其是大脑，必须经常使用，让它始终处于一种活跃状态，不然就会"生锈"、迟钝。

2. 风趣幽默，笑对人生

生活中的钱老，爽朗幽默，睿智风趣，心境特别好。一次有位记者采访他后正要走，钱老笑着对记者说："你问完了啊，该我问你了。年轻人，你现在的理想是什么？"记者回答说："做一个好记者。"钱老会心一笑说："做记者不比我们做学问轻松啊，当记者就得有韧劲，不怕吃苦，要博学，所以你有问必答。"这时身边工作人员看到钱老的手不知怎么碰破了点皮，便问"钱老您是不是撞到什么了？"钱老立即笑着回答："这不撞到记者了吗？"他的话音刚落，屋子里马上笑声一片。他说："快乐，人不容易老，这比吃任何抗衰老药都有效。"

3. 练字养生，快乐生活

现在，钱老对未来的养生又有了新打算，他不无玩笑地说："其实我原名叫钱临熹，小时候拿毛笔写名字时，笔画太多，总写不好。当时当校长的舅舅看到我写得很辛苦，便帮我改名为'令希'。如今我91岁了，准备学习书法，练出自己的风格，让别人一看，就知道是健康快乐的钱令希写的。"

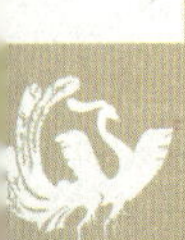

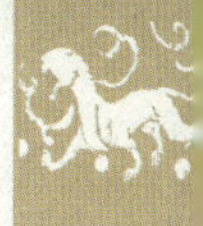

十四、“八风吹不动”的金庸

曾有人在报刊上尖锐刻薄地抨击、挖苦金庸先生。一些读者，特别是一些武侠小说迷们，愤愤不平，以为金庸这位古稀老人，一定会大动肝火，拍案而起，反唇相讥。

可老先生并没有如此，而只是发了一封温和的公开信。

他说：“上天对我太好了，享受了这么多幸福，偶尔给人骂几句，命中该有，不会不开心的。”他泰然得很。足见他的品性修养何等成熟。表面上看，好像他没有男子汉的英雄气概，实则是情志养生的最高境界。

用金庸先生的话说，人应该有“八风吹不动”的心理素质。这个八风是佛家所说的“利、衰、毁、誉、称、讽、苦、乐”。

这八个字概括起来即四顺四逆：顺利成功是利、失败是衰；背后称赞是誉、当面称赞是称；当面攻击是讽、背后诽谤是毁；快乐是乐、痛苦是苦。

先哲教导说，人应该修养到遇到“八风”中任何一“风”，都能不为所动。这是一个人的最高修养境界，也是养生重要的指标性要求。

金庸先生除了注意休养，还十分重视运动和饮食。他每天都绕圈散步 50 分钟。而且，不是缓慢的运动，是急步运动，要达到急促呼吸，出汗为止。他的饮食定量定时，食量很小，淀粉、蛋白质少吃。

看书、下围棋，是他的所爱。陈祖德、聂卫平都是他的老师，曾行过鞠躬拜师礼。

老先生虽然年事已高，可依然潇潇洒洒、风度翩翩，这与他的科学养生方法与平和安闲的心态不无关系。

第十一章
养生经典名言赏读

《黄帝内经》作为中医养生学的奠基之作，对于后世的养生学发展起到了不可磨灭的中坚作用。后世的无数医家在《黄帝内经》的指导之下，写出了无数养生的经典文字，现在就让我们静下心来慢慢品读这些传世的文字吧。

一、《黄帝内经》的养生、祛病、延年真言

《黄帝内经》一开篇就大讲特讲养生之道，可见古人就非常重视人的生命的可贵，在如何呵护生命，提高生命质量，保健防病等养生方面提出了精辟的见解、原则和方法。

1. 法于阴阳，和于术数，食饮有节，起居有常，不妄作劳

《素问·上古天真论篇第一》说："上古之人，其知道者，法于阴阳，和于术数，食饮有节，起居有常，不妄作劳，故能形与神俱，而尽终其天年，度百岁乃去。今时之人不然也，以酒为浆，以妄为常，醉以入房，以欲竭其精，以耗散其真，不知持满，不时御神，务快其心，逆于生乐，起居无节，故半百而衰也。"

这就是说，在很早时期，那些懂得、明白保养生命、颐养生机方法的圣贤之人，能够适应天地自然、春夏秋冬阴阳变化的规律，并且能够顺应这些变化，而随时协调自己的养生方法和技巧。他们能够做

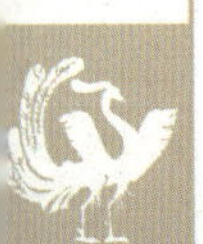

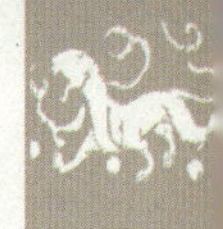

到饮食有一定的节制，睡眠、起床和劳作有一定规律，既不过于操劳，又避免过度的房事伤精，所以形体健壮，精力充沛，身心俱旺，协调统一，能延年益寿到自然赋予的年龄。

2. 恬淡虚无，真气从之，精神内守，病安从来

《素问·上古天真论篇第一》说："夫上古圣人之教下也，皆谓之虚邪贼风，避之有时，恬淡虚无，真气从之，精神内守，病安从来？是以志闲而少欲，心安而不惧，形劳而不倦，气从以顺，各从其欲，皆得所愿。"

这段话说得很深刻，古代深懂养生之道的人不仅自己能够合理地保养生命，而且还规劝教导世人皆要明白一些养生的道理，要注意一是精神调养，二是顺应大自然的变化，特别是对虚邪贼风，也就是四时不正之气等外来致病因素，必须适时躲避防御。精神要舒畅，心情要宁静安闲，无贪求妄想的不良意念。以达到使正气随着情绪安定而和顺调畅，精气与元神都能守持于体内而不耗散、不损伤，这样，疾病还会从哪里发生呢？

3. 提挈天地，把握阴阳，呼吸精气，独立守神

《素问·上古天真论篇第一》说："黄帝曰：余闻上古有真人者，提挈天地，把握阴阳，呼吸精气，独立守神，肌肉若一，故能寿敝天地，无有终时，此其道生。中古之时，有至人者，淳德全道，和于阴阳，调于四时，去世离俗，积精全神，游行天地之间，视听八达之外，此盖益其寿命而强者也，亦归于真人。其次有圣人者，处天地之和，从八风之理，适嗜欲于世俗之间。无恚嗔之心，行不欲离于世，被服章，举不欲观于俗，外不劳形于事，内无思想之患，以恬愉为务，以

自得为功，形体不敝，精神不散，亦可以百数。其次有贤人者，法则天地，象似日月，辨列星辰，逆从阴阳，分别四时，将从上古合同于道，亦可使益寿而有极时。”

这段话以修身养性功力的层次深浅，将知道、明道，有大智慧的人分为真人、至人、圣人、贤人。真人、至人、圣人、贤人就是因为能顺时养生，把握阴阳，所以都能长寿延年。

二、六字诀养生法

六字诀养生法，是我国古代流传下来的一种养生方法，为吐纳法。它的最大特点是，强化人体内部的组织机能，通过呼吸导引，充分诱发和调动脏腑的潜在能力来抵抗疾病的侵袭，防止随着人的年龄的增长而出现过早衰老。

历代文献对此有不少论述，秦汉的《吕氏春秋》中就有关于用导引呼吸治病的论述。

《庄子·刻意》篇中说：“吹嘘呼吸，吐故纳新，熊径鸟伸，为寿而已矣。”在西汉时期《王褒传》一书中，也有“呵嘘呼吸如矫松”的记载。

南北朝时期陶弘景发明长息法。他在《养性延命录》一书中说：“凡行气，以鼻纳气，以口吐气，微而行之名曰长息。纳气有一，吐气有六。纳气一者谓吸也，吐气六者谓吹、呼、嘻、呵、嘘、呬，皆为长息吐气之法。时寒可吹，时温可呼，委曲治病，吹以去风，呼以去热，嘻以去烦，呵以下气，嘘以散滞，呬以解极。”

隋代天台高僧智顗大法师，在他所著的《修习止观坐禅法要》一书中，也提出了六字诀治病方法。他谈到：但观心想，用六种气治病

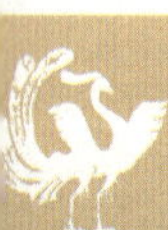

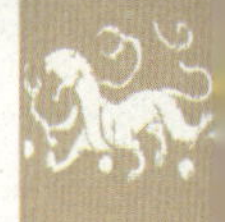

者，即是观能治病。何谓六种气，一吹、二呼、三嘻、四呵、五嘘、六呬。此六种息皆于唇口中，想心方便，转侧而坐，绵微而用。

颂曰：心配属呵肾属吹，脾呼肺呬圣皆知，肝脏热来嘘字治，三焦壅处但言嘻。

传至唐代名医孙思邈，按五行相生之顺序，配合四时之季节，编写了卫生歌，奠定了六字诀治病之基础。

歌云：

春嘘明目夏呵心，秋呬冬吹肺肾宁。

四季常呼脾化食，三焦嘻出热难停。

发宜常梳气宜敛，齿宜数叩津宜咽。

子欲不死修昆仑，双手摩擦常在面。

明代《正统道藏洞神部》，引用了太上老君养生法，说得更为具体。书中说：

呬字，呬主肺，肺连五脏，受风即鼻塞，有疾作呬吐纳治之。

呵字，呵主心，心连舌，心热舌干，有疾作呵吐纳治之。

呼字，呼主脾，脾连唇，脾火热即唇焦，有疾作呼吐纳治之。

嘘字，嘘主肝，肝连目，论云肝火盛则目赤，有疾作嘘吐纳治之。

嘻字，嘻主三焦，有疾作嘻吐纳治之。

明代太医院的龚廷贤在他著的《寿世保元》中，也谈到六字诀治病。书中说："不炼金丹，且吞玉液，呼出脏腑之毒，吸入天地之清。"又说："五脏六腑之气，因五味熏灼不知，又六欲七情，积久生病，内伤脏腑，外攻九窍，以致百骸受病，轻则痼癖，甚则盲废，又重则伤亡，故太上悯之，以六字诀治五脏六腑之病。其法以呼字而自泻去脏腑之毒气，以吸气而自采天地之清气补气。当日小验，旬日大验，年后百病不生，延年益寿。卫生之宝，非人勿传。呼有六曰："呵、呼、呬、嘻、嘘、吹也，吸则一而已。呼有六者，以呵字治心气，以呼字治脾气，以呬字治肺气，以嘘字治肝气，以吹字治肾气，以嘻字治胆气。此六字诀，分主五脏六腑也。"

三、养生三字诀

三不：不愁、不恨、不怒

三要：要笑、要跳、要俏

三养：营养、保养、修养

三补：神补、食补、药补

三慎：慎药、慎食、慎激动

三勤：脑勤、手勤、脚勤

三开：开通、开明、开朗

三忘：忘年龄、忘名利、忘怨仇

三戒：戒多劳、戒懒惰、戒纵欲

三乐：读书乐、运动乐、知足乐

三慢：进食慢、排便慢、改变体位慢

三动：脑力劳动、体力劳动、社会活动

三有：起居有常、饮食有节、动作有序

三不：不怕老、不卖老、不服老

三闲：不听闲话、不管闲事、不生闲气

三忌：忌暴饮暴食、忌停止用脑、忌闭门不出

三得：想得开、看得开、丢得开。

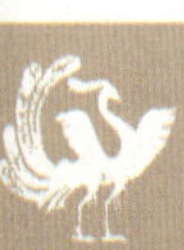

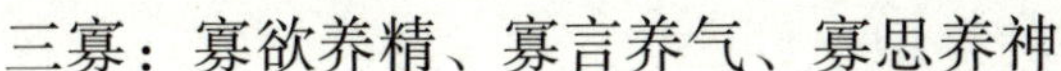

三寡：寡欲养精、寡言养气、寡思养神

三自：珍惜自己、开发自己、看得起自己

三观：正确的人生观、价值观、金钱观。

三化：学习经常化、名利淡泊化、饮食多样化。

四、益寿三字经

勤学习，勤思考，勤梳头，可健脑。

勤洗脸，容颜俏，勤洗澡，肤病消。

勤运指，可益智，勤运目，视力好。

勤走路，腿脚灵，勤交谈，舌灵巧。

勤鼓耳，听力健，按摩腹，消化好。

勤刷牙，防龋齿，勤叩齿，牙固牢。

勤咽唾，保健液，足常摩，心肾好。

衣与被，勤洗晒，讲卫生，疾病少。

亲友间，勤交往，常聊天，少烦恼。

勤养神，精神好，勤运动，抗衰老。

勤体检，防疾病，都做到，健康保。

经常笑，变化少，心胸宽，寿自高。

善交往，广爱好，心情畅，睡眠好。

遇事忍，不急躁，多谦让，少烦恼。

人到老，莫烦恼，忧愁多，催人老。

常锻炼，抗衰老，量力行，莫过劳。

调饮食，莫过饱，身体健，疾病少。

心不顺，尝花草，听音乐，怒气消。

勤动笔，读书报，常用脑，记忆好。

三字经，要记牢，保健康，乐陶陶。

鬓发白，近古稀。体渐衰，乃生理。

闲居家，生活变。宜养生，度晚年。

心情好，首当先。勿熬夜，按时起。

一日事，有条理。节奏慢，不宜急。

常知足，心坦然。遇烦恼，不生气。

重修养，淡名利。幽默伴，笑声随。

老来俏，忘年纪。多会友，常交心。

多散步，勤锻炼。头常梳，足常洗。

腹常摩，肛常提。气候变，增减衣。

防感冒，莫大意。有了病，及时医。

信科学，常查体。躲噪声，保听力。

防骨折，钙不离。粗杂粮，瓜菜鲜。

宜清淡，少油腻。多吃醋，少糖盐。

七分饱，也不饥。酒少饮，烟不宜。

多水果，防便秘。年龄增，不自弃。

习书画，涂几笔。听音乐，调情志。

养花鸟，更消遣。情趣多，体脑健。

持之恒，不间断。寿必高，享天年。

动为钢，步经常。日三餐，讲营养。

勿暴饮，宜定量。重食疗，四味香。

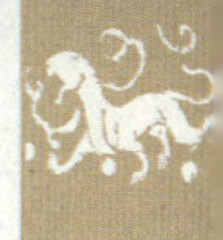

起居处，通阳光。须早起，睡硬床。

勤沐浴，体舒畅。会休息，才健康。

常梳发，擦面庞。舌舔腭，叩齿响。

背宜暖，咽津常。摩腹部，护胸膛。

不吸烟，酒少量。讲和睦，心宽畅。

恐与怒，肾肝伤。忧和郁，神不爽。

若悲戚，肺不强。莫愁虑，去妄想。

着衣服，按体量。行路时，防碰撞。

精气神，善调养。应知足，乐常享。

爱整洁，环境良。笑一笑，年少壮。

勤用脑，寿延长。民体健，国富强。

食好经，保寿长。炖为先，炒列后。

烧烤炸，害处多。清炖汤，要多喝。

水果甜，瓜类香。既美容，又营养。

常饮茶，多喝水。重食疗，口味香。

不厌食，不偏食。吃得香，过得实。

调精神，巧运动。慎起居，要午睡。

勿贪凉，节饮食。

防中毒，居山区，靠海岸，污染少，寿命长。

不嗜烟，少尝酒，常劳动，人开朗。

择住处，调饮食，慎起居，防百病。

灼勿食，冷少饮，隔夜食，忌沾唇。

阳春到，去踏青，慢减衣，防宿病。

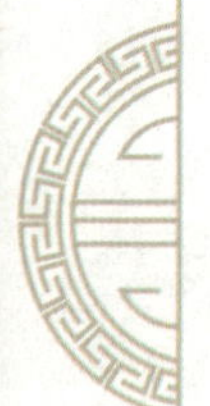

夏日炎，保睡眠，汗时睡，不迎风。

金秋时，天渐凉，出远门，备衣裳。

严冬至，要锻炼，适进补，加营养。

济危困，献爱心，道德全，更长生。

多礼让，知足乐，让一步，益心情。

助人需，宁舍己，名与利，俱淡泊。

逢悖暴，冷处理，不过喜，少意外。

右侧卧，身如弓，胃脘舒，心轻松。

清晨醒，先养神，缓慢起，坐三分。

南开窗，夏爽凉，迎艳阳，冬保暖。

室素雅，选摆设，挑绿化，挂字画。

迁新居，装潢忙，污染物，必须防。

益寿食，不少见，保健康，细挑选。

衣食简，均合理，知足乐，不慕仙。

纯吃素，营养缺，大胃口，也勿对。

食过精，贪名贵，养失衡，又浪费。

写地书，沉丹田，引吭歌，似气功。

郊外游，沐微风，爬小坡，添快乐。

身常动，疾病少，似户枢，永不蠹。

面常擦，目常揩，鼻常摩，耳常弹。

三分钟，作想象，已如花，缓缓开。

隐秘处，对空气，作搏击，泄胸闷。

调心态，养正气，心舒畅，疾病少。

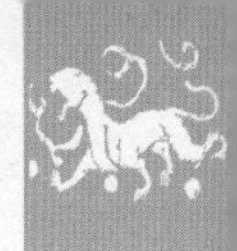

多访友，常聊天，互勉慰，心胸宽。

放压力，游山水，常嬉戏，身无恙。

兴趣多，爱好广，童心驻，性开朗。

能让人，好宽容，化干戈，作知音。

不攀比，勿暴怒，轻宣泄，身受益。

遇烦事，控情绪，德为本，心神定。

步当车，大有益，常健步，能增寿。

午餐后。走百步，入寝前，散散步。

呼吸法，用腹式，丹田气，更含养。

足独立，手全掌，作平衡，如青松。

三餐食，早餐好，午餐饱，晚餐少。

杂粮内，元素全，蛋白质，肉蛋中。

大豆类，素中素，鱼油类，质更高。

抗老化，维生素，助排毒，纤维素。

食香菇，防癌症，洋葱蒜，软血管。

欲补钙，饮牛奶，求瘦身，瓜果菜。

勤扫除，讲卫生，多晒被，胜消毒。

哇哈哈，用力笑，摩内脏，赶忧郁。

养植物，有选择，小宠物，防病源。

勤洗手，保清洁，去病菌，利健康。

冷洗面，热浴足，常梳头，多漱口。

用电脑，须适度，防过劳，睡勿迟。

晒太阳，人开朗，到老时，骨勿松。

清香雾，喷脸上，提精神，容光发。

三字经，用心学，健康到，全家福，人之寿，
一百二，现代人，难达标。究其因，
细听讲，生活好，纵贪欲，鱼肉鲜，
吃无度，酒精香，饮无度，麻将乐，
玩无度，香烟乐，吸无度。血脂高，
血压高，血糖高，无商量。欲寿高，
戒七情，喜伤心，怒伤肝，忧伤肺，
思伤脾，悲伤肺，恐伤肾，惊伤肾，
切牢记。中老年，欲寿高，生物钟，
须按时。鱼肉少，蔬菜多，适运动，
寻快乐，唱唱歌，跳跳舞，学画画，
学电脑，兴趣多，乐事多。知足乐，
助人乐，自得乐，全家乐。身体健，
寿自长。人之初，动与静，过静弱，
过动伤。黄冬瓜，利排尿，姜葱蒜，
治感冒。太极拳，龙泉剑，常散步，
宜慢跑。芹菜香，降压妙，大白菜，
促脾好。养生道，勤锻炼，贵经常，
保康健。梨香蕉，能润肺，苹果枣，
补气血。老年期，贵律生，合理睡，
适寒暑。西瓜甜，利小便，菠萝甘，
利于肾。右侧卧，体如弓，宜屈腿，

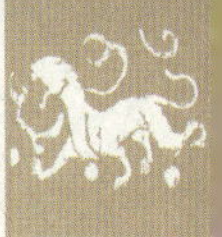

身放松。茶常饮，可宜人，助消化，

提精神。头宜凉，足宜暖，先睡心，

后睡眼。休怨气，去烦恼，少忧虑，

常开心。粗细粮，搭配好，减脂肪，

盐糖少。日看报，月读书，明事理，

思敏捷。早餐精，午餐好，晚餐少，

八分饱。东篱菊，悠悠情，淡泊心，

得永年。高蛋白，微元素，维生素，

要摄入。食萝卜，消气胀，吃韭菜，

壮肾腰。齿常叩，津常咽，耳常弹，

鼻常揉，眼常运，面常搓，足常摩，

腹常旋，肢常伸，肛常提，常按摩。

五、摄生格言

慎风寒，节饮食，是从吾身上去病法。

寡嗜欲，戒烦恼，是从吾心上却病法。

少思虑以养心气，寡色欲以养肾气，

勿妄动以养骨气，戒嗔怒以养肝气。

薄滋味以养胃气，省言语以养神气，

多读书以养胆气，顺时令以养元气。

忧愁则气结，愤怒则气逆，恐惧则气陷，

拘迫则气郁，急剧则气耗。

行欲徐而稳，立欲定而恭，

坐欲端而正，声欲低而和。

心神欲静，骨力欲动。

胸怀欲开，筋骸欲硬。

脊梁欲直，肠胃欲净。

舌端欲卷，脚跟欲定。

耳目欲清，精魂欲正。

多静坐以收心，寡酒色以清心，去嗜欲以养心，

玩古训以警心，悟至理以明心。

宠辱不惊，肝木自宁。

动静以敬，心火自定。

饮食有节，脾土不泄。

调息寡言，肺金自全。

恬淡寡欲，肾水自足。

道生于安静，德生于卑退，

福生于清俭，命生于和畅。

天地不可一日无和气，人心不可一日无精神。

拙字可以寡过，缓字可以免悔，

退字可以远祸，苟字可以养福，静字可以益寿。

毋以妄心戕真心，勿以客气伤元气。

拂意处要遣得过，清苦日要守得过，非理来要受得过，

愤怒时要耐得过，嗜欲时要忍得过。

言语知节，则愆尤少。举动知节，则悔吝少。

爱慕知节，则营求少。欢乐知节，则祸败少。

饮食知节，则疾病少。

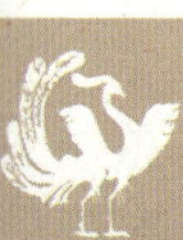

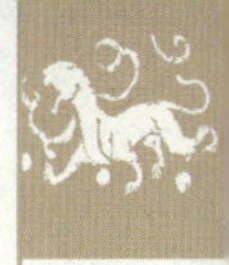

人知言语足以障吾德，而不知慎言乃所以养吾德。

人知饮食足以益吾身，而不知节饮食乃所以养吾身。

闹时炼心，静时养心，坐时守心，

行时验心，言时省心，动时制心。

荣枯倚伏，寸土自开慧逆，何须历问寒翁？

修短参差，四体自造彭殇，似难专咎司命！

节欲以驱二竖，修身以屈三彭。

安贫以听五鬼，息机以弭六贼。

衰后罪孽，都是盛时作的。

老来疾病，都是壮年招的。

败德之事非一，而酗酒者德必败。

伤生之事非一，而好色者生必伤。

木有根则荣，根坏则枯。

鱼有水则活，水涸则死。

灯有膏则明，膏尽则灭。

人有真精，保之则寿，戕之则妖。

六、养生一字经

晨起一杯水，到老不后悔。常吃一点蒜，消毒又保健。

多食一点醋，不用上药铺。多吃一点姜，益寿保安康。

每天一只果，老汉赛小伙。乱吃一顿伤，会吃千顿香。

饭前一碗汤，胜开好药方。饭后一支烟，伤肝得胃病。

多练一身功，老来少一病。练出一身汗，小病不用看。

干净一身轻，不净百病生。一药一个性，乱服会丧命。

无病一身福，有财万事足。要活一百多，心胸常开阔。

七、养生联撷趣

古往今来有不少吟咏养生之道的名联佳对，它不但赋予读者艺术享受和丰富的文化营养，而且也是养生和益寿的良方。

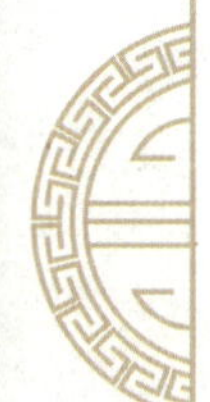

清代名士张仲甫撰写过一副脍炙人口的养生联："贪嗔痴，即君子三戒；定戒慧，通圣五经言。"此联把儒教的入世和佛经的出世兼收并蓄地合为一体，意思是说，佛教上讲的贪婪、嗔怒、愚痴和《论语》上讲的"君子有三戒"是一样的，只有务必戒除，才能益寿延年；而佛家所讲的则是坚持恪守，才能健康长寿。细细品味联语，颇具科学哲理，令人击掌称绝。

清代两江总督张之洞也撰写过一副养生名联："无求便是安心法；不饱真为却病方"。此联与《尊生格言》中的"节食以去病；寡欲可延年"的养生经有异曲同工之妙，实为养生联中佳品。

清代名人翟公栾曾自撰一副养生联："静亦静动亦动，五脏克消失欲火；荣也忍辱也忍，生平不履于危机"。此联讲的是动静相宜，宠辱不惊的养生之道。对那些经常劳心伤神，容易动肝火之人，真可谓是一剂妙药良方。

著名作家冰心 94 岁时写了一副养生妙联："事因知足心常乐，人到无求品自高"。此联阐述了"知足""无求"亦能养生的道理，也是她 94 年高寿的经验总结，其寓意深远，值得品味。

著名书法家费新我自题养生联云："勤劳坚忍，积极乐观，为身心自强要道；美景天籁，阳光清气，乃造化所赐补方"。上联于朴实言词中透出勃勃生机，下联从幽雅意境里显现了造化神功，实为难得的一

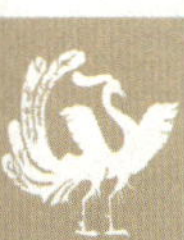

副养生佳对。

在我国博大精深的对联艺术中，不乏吟咏养生之道的佳对妙联。如果能按照这些佳对妙联的内容去做，对身心健康是很有益处的。

“贪嗔痴，即君子三戒；定戒慧，通圣经五言。”这是清代名士张仲甫撰写的一副养生妙联。此联把儒教的入世与佛教的出世兼收并蓄，合二为一。意思是说，佛教上说的贪婪、嗔恨、愚痴，这三者和《论语》上说的“君子有三戒”是一样的，务必戒除；佛家所讲的禅定、守戒、得智慧，跟儒家典籍《大学》所讲的定、静、安、虑、得这“五言”是相通的。做到这些，无疑有益于身心健康。

“静亦静，动亦静，五脏克消失欲火；荣也忍，辱也忍，平生不履于危机。”该联为清人翟公栾自题，谈的是动静皆宜、宠辱不惊的养生之道，对常扰心伤神、易动肝火之人确系一服妙药良方。

“你别眉头紧锁得着急，但能守份安贫，便收得和气一团，常向众人开笑口；我肚子这般样大，总不愁吃忧穿，只讲个包罗万象，自然百事放宽心。”这则由清末才子钟云舫题于新都宝光寺的笑佛联，褒扬了笑的养生之功，寓意深沉，富于哲理。

“乾坤容我静，名利任人忙。”此联悬挂于浙江舟山普陀寺，与翟公栾佳联有异曲同工之妙，是名僧苏曼殊所撰写。

八、中年人养生二十诀

1. 测体重

要注意体重，过于肥胖会减少你的寿命。采用一种简单的计算方法，即用身高的平方除以体重，所得数如超过 25 为超重。例如，你的身高是 1.70 米，用 1.70 × 1.70，结果是 2.89。如果你的体重是 75 公斤，

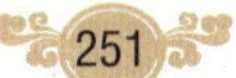

用 75÷2.89，结果是 25.95(正常指数是 20 ～ 25) 。

2. 不抽烟

抽烟会使寿命平均减少 10 年。在 40 ～ 50 岁间死亡的人，30% 是因患与抽烟有关的疾病而致命。因抽烟而患肺癌、支气管炎的占总患病人数的 9%；有 20% 的抽烟者患心力衰竭。但若在 50 岁以前戒烟，仍可恢复健康。

3. 少喝酒

对某些人来说，酒有着特殊的危险。如抽烟的人，酒又喝得很多，其患食道癌的危险可能增加 44%；酒能增加患肝癌、口腔癌和喉头癌的可能性；酒可升高血压，从而导致心脏病和脑卒中。

4. 控脂肪

每天脂肪摄入量不得超过总热量的 30%，也不可少于 15%。高脂肪饮食可导致肥胖症、心脏病和高脂血症。

5. 多果菜

维生素 A、维生素 C 和维生素 E 有保护身体健康的作用，每天至少应食用 400 克水果和蔬菜 (不包括土豆)。

6. 多纤维

含丰富纤维素的食品是维生素和矿物质的一个重要来源。食物纤维有助于消化，保护你免得胃肠道疾病。

7. 多进钙

中年人应注意补钙。鱼、杏仁、绿色蔬菜和奶制品 (脱脂奶) 都含丰富的钙，应多吃。

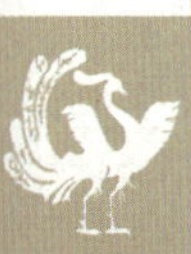
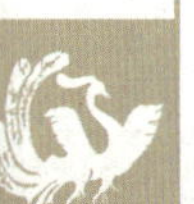

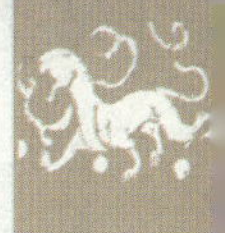

8. 重淀粉

淀粉能保护你不受病菌感染，能预防心脏病和癌症。你的食谱上必须有面包和米饭，也可每天吃 80 克小扁豆或土豆。

9. 常吃鱼

吃鱼能延年益寿。鱼脂肪少，而且多为人体所必需的脂肪。多吃鱼能增强人的免疫功能，提高防病抗病能力。

10. 少吃盐

每天食用比身体所需多10倍的盐，就有患高血压和心脏病的危险，对有慢性肾病、肝病的中年人更是不利。

11. 少咖啡

咖啡同心脏病的发病有直接关系，每天喝 6 杯咖啡的人，死于心力衰竭的风险可增加 3 倍。

12. 少吃糖

糖不仅会毁坏你的牙齿，而且会加大患肥胖症、糖尿病、高血压的危险。

13. 多运动

45 岁左右不锻炼身体的男子，患心脏病的比率要比常锻炼身体的男子高 3 倍。所以，正常人每天应当锻炼 30 分钟。年纪大的人应当从事不太剧烈的运动，如散步、骑自行车、爬楼梯等。

14. 忌乱性

性生活不能乱。撇开有患艾滋病等性病的危险不谈，变换性伙伴会造成心理压力，并使生活失去节奏。

15. 淡名利

不能不顾健康、不惜代价地追求升迁发迹。过分劳累和不安定的生活是影响寿命的一个重要因素。

16. 择居处

医生们发现，生活在一个不适宜的环境里，会经常生病或烦恼，中年人应尽量改善居住条件。

17. 选职业

应从事你喜欢做又能胜任的工作，否则职业对你的寿命将会有不良影响。

18. 避车祸

车祸是人类的第四大杀手，死亡率仅次于心脑血管病、癌症和呼吸道疾病。

19. 勿自扰

消极的情绪(紧张、焦虑、忧郁、沮丧)会使人生病。不要老去想生活中那些悲哀和苦恼的事，尤其是死亡、事故和疾病等。

20. 应结婚

有配偶的人，早死率比独身者、丧偶或离异者明显要低。

九、养生原则“三五七”

所谓“三五七”养生原则，即在饮食结构及方式上要遵循“三高”“五低”“七分饱”。

1. 三高

食物要高新鲜度、高纤维素、高蛋白质。

食物要新鲜，不吃变质或存放过久、质量下降的食物；每日摄入

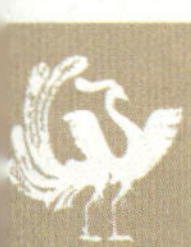

的食物纤维素不低于 16 克；高蛋白食物可以是动物性的，也可以是植物性的，每日摄入总量为体重的 0.8%，即体重 60 千克的人需要蛋白质不低于 50 克。

2. 五低

“五低”即低糖分、低盐分、低脂肪、低胆固醇、低刺激性。

少吃不含基本营养素的游离糖；每天摄入盐一般控制在 6 克以下；脂肪摄取总量不超过膳食总热量的 15% ~ 30%，这对防止肥胖症、高血脂、冠心病和某些癌症有重要意义，尤其对那些已有肥胖症状的人更为重要；胆固醇的摄取量每天不超过 300 克，中、老年人尽量少吃动物脑及内脏等含胆固醇较高的食物；辛辣食品宜少吃或不吃。

3. 七分饱

不饱食或过食对养生有重要意义。有相当一部分人因长期饱食或过食而患病，控制饮食多有立竿见影效果。

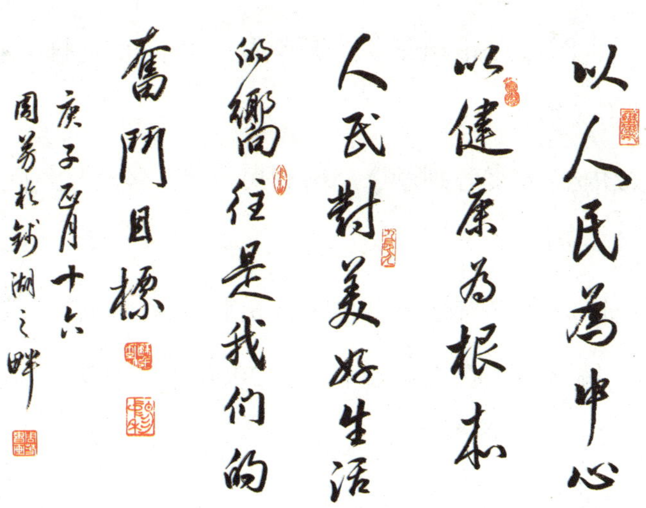

参考书目

1.《黄帝内经》（唐）王冰　注，中医古籍出版社，2003 年 11 月第一版。

2.《首批国家级名老中医效验方精选》，原卫生部国家中医药管理局　主编，1996 年 1 月第二版。

3.《黄帝内经临症指要》，陈明　著，学苑出版社，2002 年 2 月第一版。

4.《黄帝内经文献研究》，张灿玾　主编，上海中医药大学出版社，2005 年 1 月第一版。

5.《内难针灸要旨浅解》，（明）高武　撰，王大生　等校注，中医古籍出版社，1998 年 9 月第一版。

6.《李今庸医案医论精华》，李今庸　著，北京科学技术出版社，2009 年 4 月第一版。

7.《黄帝内经健康心理学》，杨利民　著，合肥工业大学出版社，2009 年 7 月第一版。

8.《内经针灸类方与临床讲稿・针灸临床家丛书》，张善忱、张登部、史兰华　编著，人民军医出版社，2009 年 7 月第一版。

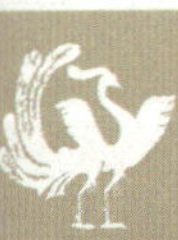